Patsy Westcott

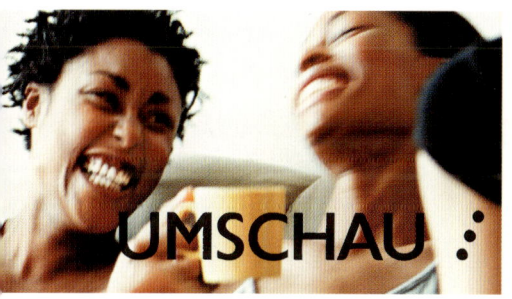

PMS –
Die Tage vor den Tagen

Das prämenstruelle Syndrom

Die Gesundheitsküche

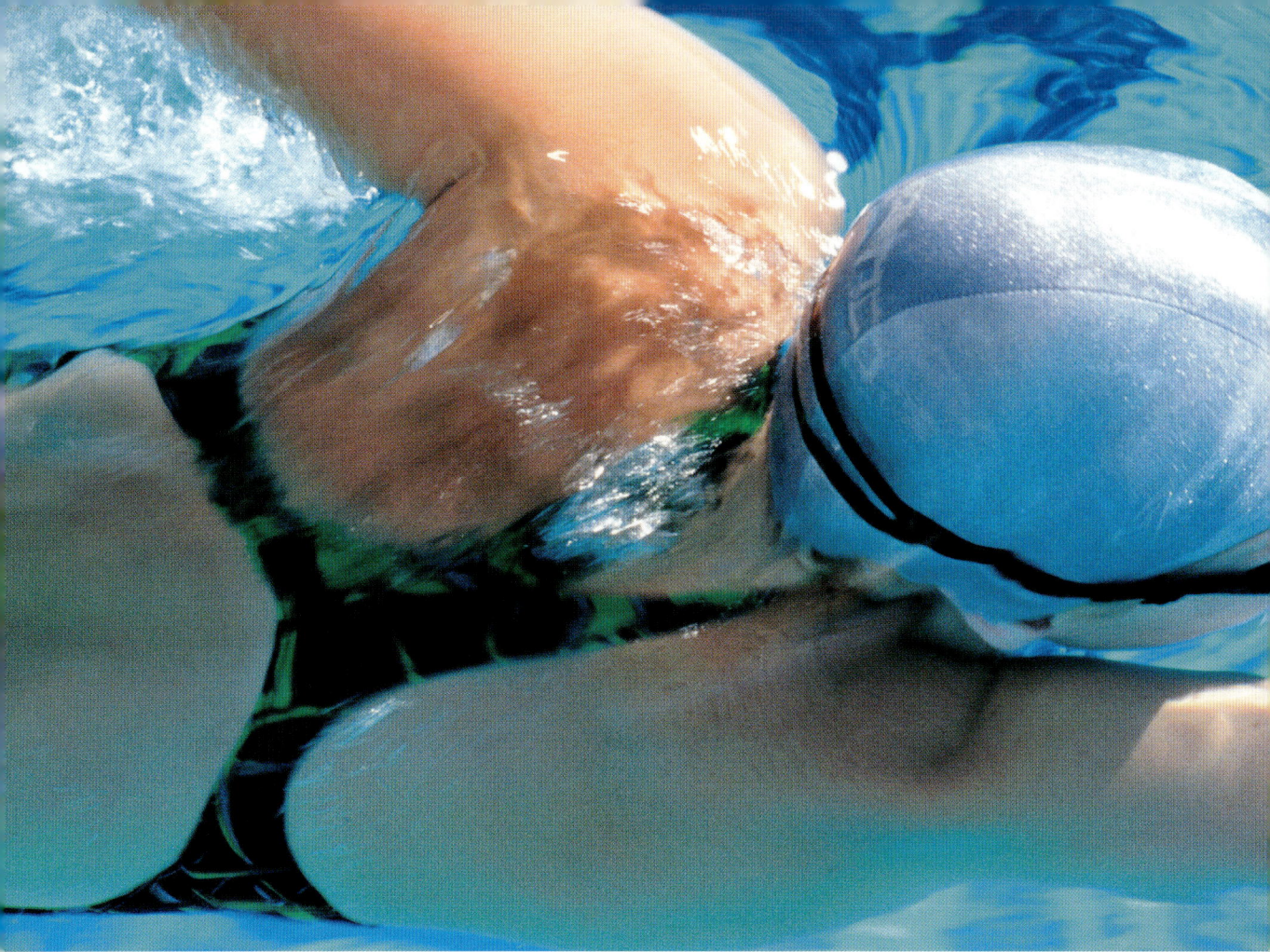

PMS –
Die Tage vor den Tagen

Das prämenstruelle Syndrom

Die Gesundheitsküche

Die Deutsche Bibliothek –
CIP-Einheitsaufnahme
Westcott, Sally:
PMS – Die Tage vor den Tagen/
Patsy Westcott
Übers.: Annerose Sieck, Falkendorf
Frankfurt/Main: Umschau, 2002
(Die Gesundheitsküche)
Einheitssacht: Premenstrual Syndrom <dt>
ISBN 3-8295-7138-0

Die Ratschläge in diesem Buch sind von
der Autorin und dem Verlag sorgfältig er-
wogen und geprüft worden, dennoch kann
eine Garantie nicht übernommen werden.
Eine Haftung für Personen-, Sach- und Ver-
mögensschäden ist ausgeschlossen.

Übersetzung: Annerose Sieck, Falkendorf
Lektorat: Jörg-Rüdiger Sieck, Falkendorf
Satz: primustype Hurler GmbH, Notzingen
Printed in China 2002

ISBN 3-8295-7138-0
www.umschau-braus.de

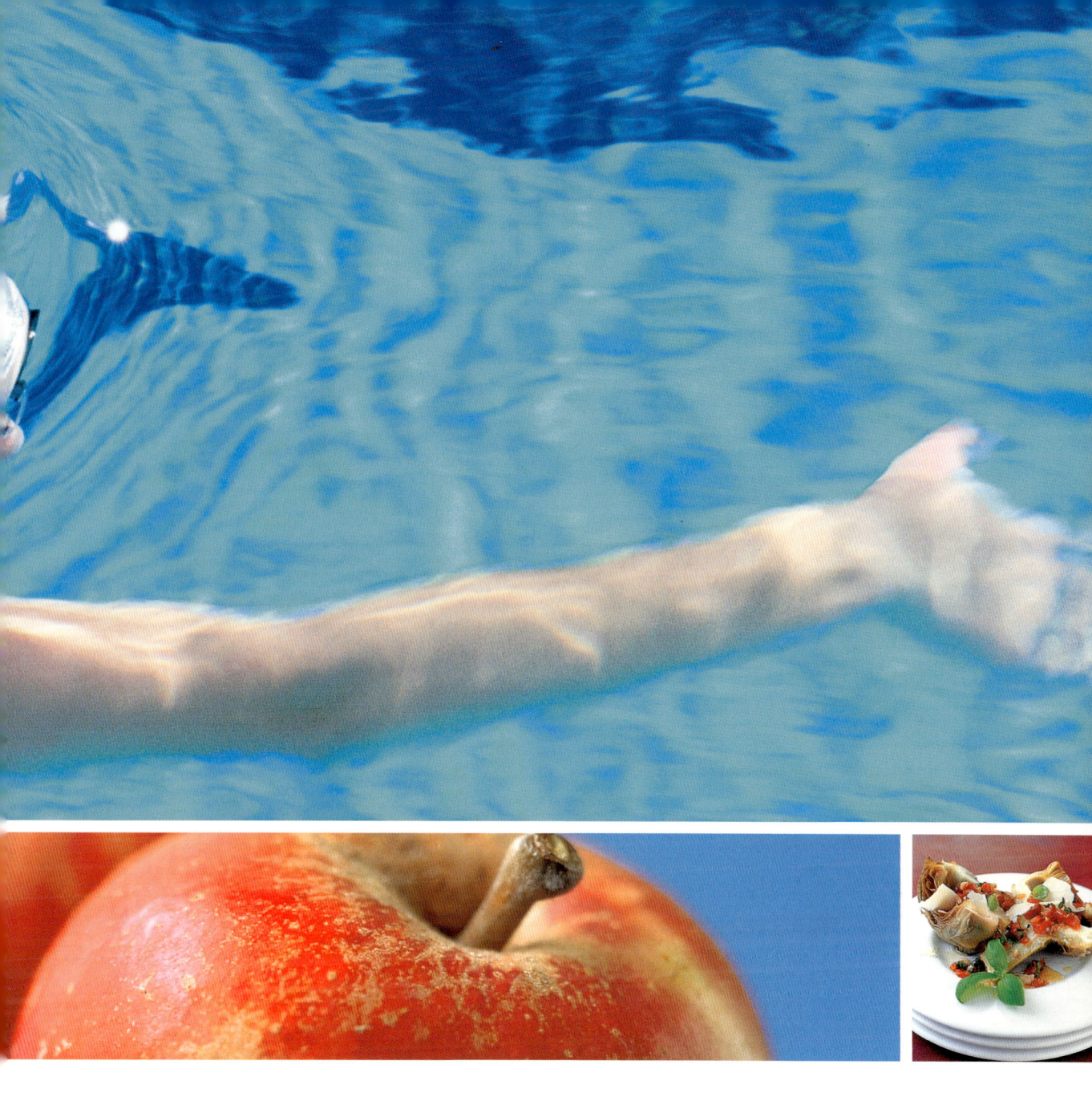

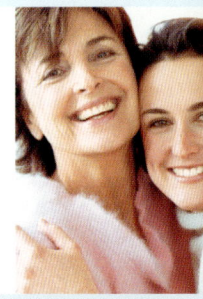
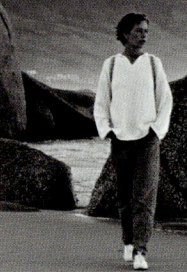
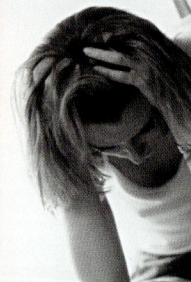
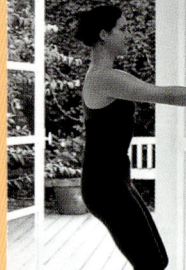

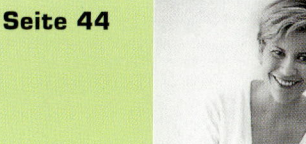
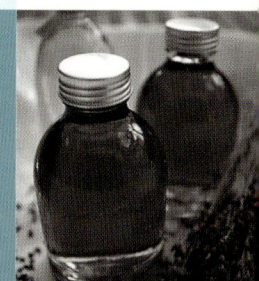
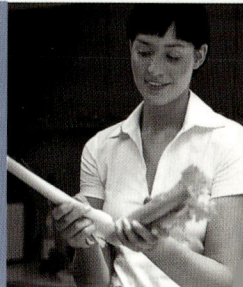
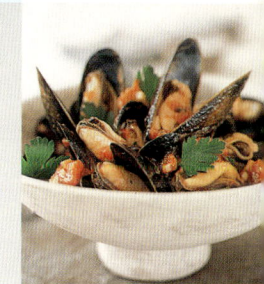
Inhalt

Das prämenstruelle Syndrom

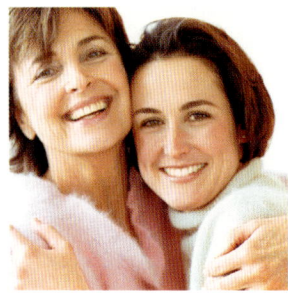

LINKS: Jede Frau empfindet die Beschwerden vor der Regel anders. Es gibt zahlreiche Möglichkeiten, die Symptome erträglich zu machen.

Hippokrates, der Vater der Medizin, beschrieb als Erster im antiken Griechenland „das Hämmern, die Mattigkeit und Schwere des Kopfes, das den Eintritt der Menstruation kennzeichnet". Aber obwohl das prämenstruelle Syndrom (PMS) oder die prämenstruelle Spannung, wie es auch genannt wird, schon vor Tausenden von Jahren diagnostiziert wurde, war es doch niemals zuvor die so verbreitete Geißel, die es heute ist. Das Leben der Frauen hat sich im 20. Jahrhundert grundlegend gewandelt, der Lebensstil ist anders als bei vorherigen Frauengenerationen. Zu Zeiten unserer Großmütter bekamen Frauen ihre Periode später, sie gebaren mehr Kinder und sie starben früher – alles das bedeutete weniger Monatszyklen und auch weniger PMS-Beschwerden.

Heutzutage leidet schätzungsweise jede dritte Frau an PMS. Zu den allgemeinen Symptomen gehören Aufgedunsenheit, Brustempfindlichkeit, Müdigkeit, Kopfschmerz, Gewichtszunahme und Stimmungsschwankungen. Eine von 20 Frauen leidet an einer besonders schweren Form mit ernsthaften psychischen Störungen, der so genannten prämenstruellen dysphorischen Störung (PMDS), die schlimme Depressionen, Angstzustände und schwankende Stimmungslagen mit sich bringt.

Langsam aber sicher – und das ist ist die gute Nachricht – beginnen Ärzte und Wissenschaftler das Problem PMS zu lösen. Untersuchungen aus den letzten Jahren haben mehr und mehr die Verknüpfung zwischen Gehirn und Körper im Visier und beschränken sich nicht mehr nur auf das Auf und Ab der weiblichen Geschlechtshormone wie Östrogen und Progesteron.

Die Ärzteschaft neigt mittlerweile mehr und mehr dazu, Frauen, die unter PMS leiden, als besonders empfindlich – sowohl physisch als auch psychisch – gegenüber der normalen Fluktuation ihrer Hormone anzusehen. Im Grunde genommen kann also jede Frau von dem prämenstruellen Syndrom betroffen sein. Dieses neue Verständnis birgt die Möglichkeit neuer Behandlungsmethoden und neuer Formen, selbst etwas gegen die Beschwerden zu tun.

Dieser Ratgeber möchte Ihnen helfen PMS zu verstehen und Ihnen Wege aufzeigen, mit denen Sie Ihre Symptome besser in den Griff kriegen können.

Im ersten Kapitel erfahren Sie alles Wissenswerte über den Mentruationszyklus und über die Rolle der einzelnen Hormone, die in diesem „Or-

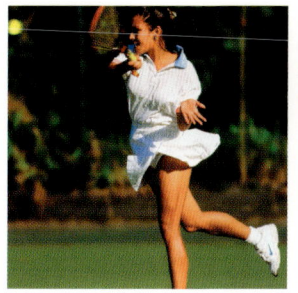 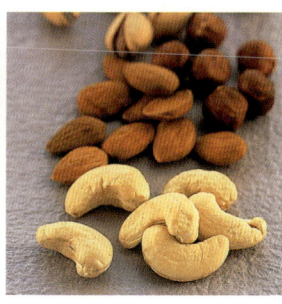

RECHTS: Gesunde Lebensführung und körperliche Bewegung können gemeinsam PMS-Symptome lindern.

GANZ RECHTS: Einige Nahrungsmittel verstärken die Symptome, andere wiederum wirken lindernd.

chester" einen wichtigen Part einnehmen. Den Blick auf die vorherrschenden Symptome und die wichtigsten Erklärungsansätze für die Ursachen von PMS richten wir im zweiten Kapitel. Auch die unterschiedlichen Arten von PMS sowie deren verschiedene Muster werden vorgestellt. Sie erfahren, wann Sie zum Arzt gehen sollten und wie Sie das Beste aus Ihrem Arztbesuch machen können.

Im Mittelpunkt des dritten Kapitels steht die Selbsthilfe. Welche Bedeutung ein Menstruationskalender für die Selbstdiagnose haben kann, ist nur eines der Themen. Wie Sie Ihre Lebensgewohnheiten ändern können und damit die Symptome verbannen oder minimieren – dafür erhalten Sie zahlreiche Tipps und Ratschläge, die leicht zu befolgen sind.

Im vierten Kapitel erfahren Sie etwas über mögliche Behandlungsansätze, ob mit Mitteln aus der Apotheke oder Gesundheitscenter oder vom Doktor verschrieben. Dazu gehören auch Vitamine und Mineralstoffe und einige pflanzliche Substanzen, die immer mehr im Kommen sind. Aber auch andere Therapieansätze werden vorgestellt, etwa die kognitive Verhaltenstherapie und Operationen.

Die ergänzenden Therapien, die Frauen helfen können, ihre Symptome in den Griff zu bekommen, gehören ins fünfte Kapitel. Einige Methoden wurden inzwischen klinisch erprobt und man kann davon ausgehen, dass ergänzende Heilmethoden in den nächsten Jahren auf dem Vormarsch sein werden.

Wenn Sie unter PMS leiden, gibt es etwas, auf das Sie ein besonderes Augenmerk haben sollten: Ihre Ernährung. Nährstoffmangel kann durchaus die Schwelle für PMS senken. Wenn Sie sich also gesund und ausgewogen ernähren, haben Sie bereits einen wichtigen Schritt in die richtige Richtung getan.

Das sechste Kapitel stellt zusammen, welche Faktoren rund ums Essen bei der Ausbildung von PMS-Symptomen ausschlaggebend sein können. Gleichzeitig erfahren Sie, wie Sie Ihre Ess- und Trinkgewohnheiten umstellen sollten, damit PMS nicht länger eine wesentliche Rolle in Ihrem Leben spielt.

Schließlich enthält das siebente Kapitel eine Reihe köstlicher und verführerischer Rezepte, die Ihnen dabei helfen, die Theorie in die Praxis umzusetzen.

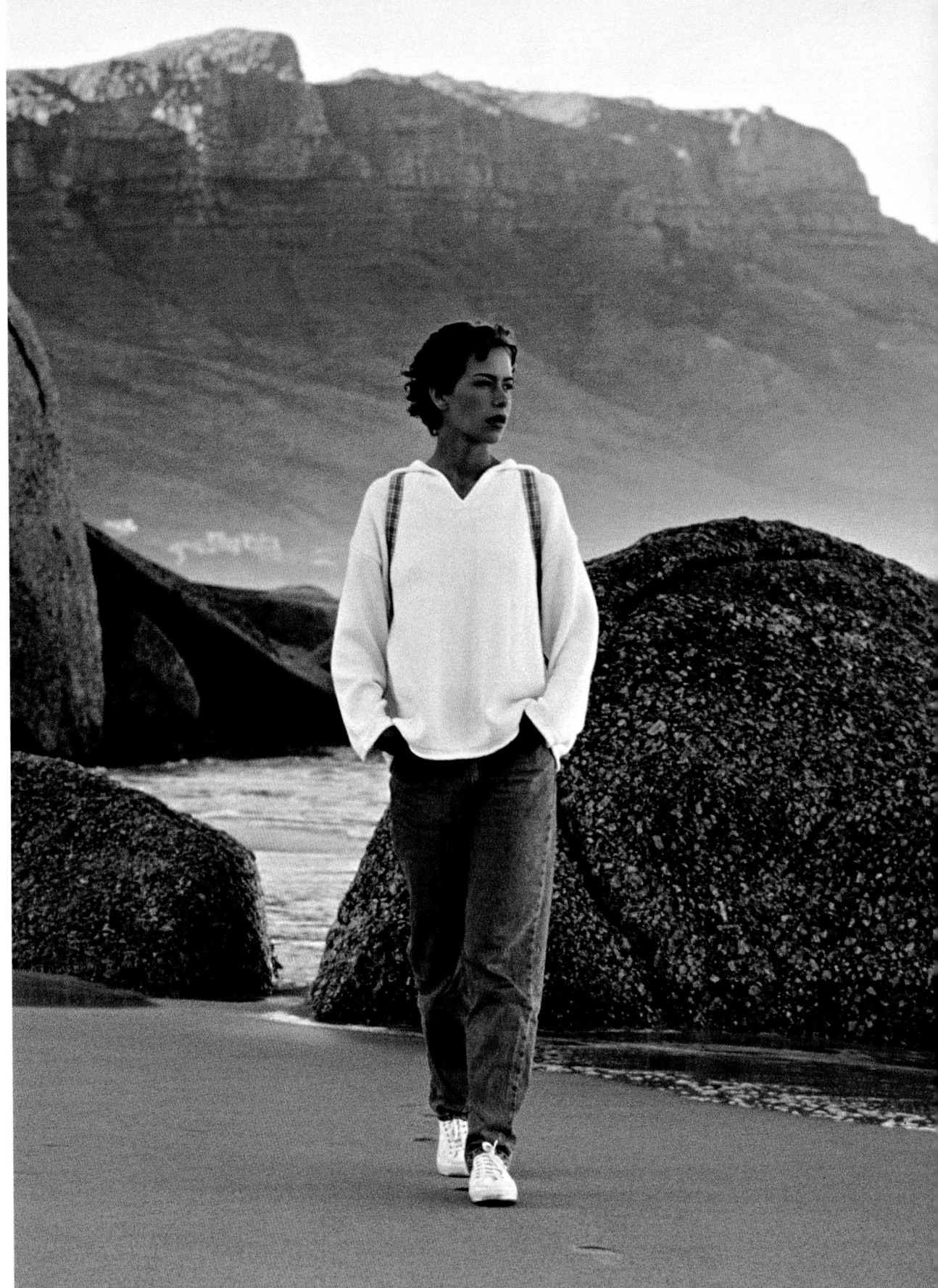

Kapitel 1

Das Verständnis des Menstruationszyklus ist der erste Teil, der das Puzzle des prämenstruellen Syndroms zusammensetzt. Im Allgemeinen bekommen Mädchen heute mit zwölf Jahren ihre erste Periode, und das Durchschnittlichsalter für den Beginn der Wechseljahre liegt heute bei 51. Dieses – gekoppelt mit der Anti-Baby-Pille, die zu weniger Geburten geführt hat – bedeutet, dass eine Frau heute etwa 470 Monatszyklen in ihrem Leben durchmacht. Eigentlich also kein Wunder, dass es so eine Plage wie PMS gibt.

Wenn Sie verstehen, was in Ihrem Körper vorgeht und was falsch laufen kann, können Sie Ihre Symptome leichter in den Griff bekommen. Sie erfahren in diesem Kapitel etwas über Ihren monatlichen Zyklus: wie er abläuft und wie er und PMS zusammenhängen. Im Detail wird beschrieben, was jeden Monat passiert, wenn Ihr Körper sich auf eine mögliche Schwangerschaft vorbereitet. Auch die Rolle des endokrinen Systems (Hormone) in diesem Prozess und die Auswirkungen, die es auf den Körper haben kann, findet Beachtung.

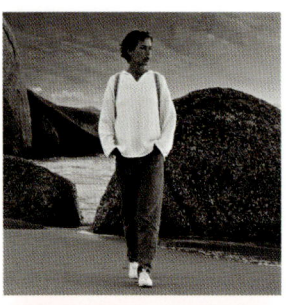

Einmal im Monat

Das Wort Menstruation, vom dem sich auch der Terminus „Menstruationszyklus" ableitet, stammt vom lateinischen Wort *mensis*, das Monat bedeutet.
Der Menstruationszyklus definiert sich als die Zeit vom ersten Tag einer Periode bis zum ersten Tag der nächsten Periode.

Von der Pubertät bis zur Menopause – abgesehen von einigen Unterbrechungen wie Schwangerschaft, Stillzeit oder Phasen der Pilleneinnahme – bereitet dieses komplizierte und fein abgestellte Schema Ihren Körper jeden Monat darauf vor, ein neues Leben zu nähren, indem es die Gebärmutter so auskleidet, dass sich eine befruchtete Eizelle einnisten kann. Wenn ein Ei nicht
befruchtet wird, wird die Gebärmutterschleimhaut abgestoßen und es kommt
zu einer Regelblutung.

Obwohl aus praktischen Gründen ein normaler Zyklus gewöhnlich mit 28
Tagen berechnet wird, haben in Wirklichkeit nur sehr wenige einen 28-Tage-
Zyklus; viele Frauen haben einen kürzeren oder auch einen längeren – die
Spanne reicht von 24 bis 40 Tagen.

Im Verlauf eines Menstruationszyklus unterliegen die Fortpflanzungsorgane unter dem Einfluss der Hormone einem ständigen Wechsel. Die Hormone bewirken, dass ein Follikel – ein Bläschen, das eine Eizelle enthält –
entsteht, um in den Eierstöcken heranzureifen. Während des Eisprungs bzw.
Ovulation entlässt der Follikel die Eizelle in die Bauchhöhle. Von dort aus wandert sie in die Eileiter (Tube) und weiter bis in die Gebärmutter (Uterus).

Wird die Eizelle nicht befruchtet, wird sie zusammen mit der Schleimhaut
(Endometrium) der Gebärmutter in der Regelblutung abgestoßen. Eine neue
Schleimhaut wächst heran, bereit für eine weitere potenzielle Schwangerschaft.

Die Phasen des
Menstruationszyklus

Der monatliche Zyklus besteht aus mehreren Phasen:

DIE MENSTRUELLE PHASE ODER MENSTRUATION

Sie umfasst die ersten fünf Tage Ihrer Monatsblutung. Das Endometrium
bzw. die Gebärmutterschleimhaut wurde abgestoßen. Das Gewebe und das
Blut wird durch Ihre Vagina als Monatsblutung abgegeben. Vom fünften Tag
an beginnen die im Eierstock wachsenden Follikel mit der Produktion zusätzlichen Östrogens.

DIE FOLLIKULÄRE PHASE
ODER FOLLIKELREIFUNGSPHASE

Die so genannte follikuläre Phase dauert vom sechsten bis zum 14. Tag Ihres
Menstruationszyklus. Es ist die Zeit, in welcher der Follikel in seiner Zellhaut

heranwächst. Unter dem Einfluss steigenden Östrogens bildet sich erneut die Gebärmutterschleimhaut aus. Sie wird dick, samtig und sie ist stärker durchblutet. Der höhere Östrogenspiegel wirkt sich auch auf den Gebärmutterhalsschleim (Zervixschleim) aus, der dünn und dehnbar wird, etwa wie Eiweiß: Jetzt ist es ein Leichtes für die Spermien, in die Gebärmutter zu gelangen. Das Ende dieser follikulären Phase ist der Eisprung bzw. die Ovulation. Dazu kommt es etwa 14 Tage vor dem Einsetzen einer Regelblutung.

DIE LUTEALPHASE ODER SEKRETORISCHE (AUSSCHEIDENDE) PHASE

Sie umfasst die Tage 15 bis 28 Ihres Zyklus. In dieser Zeit entwickeln sich die PMS-Symptome, deren exakte Auslöser noch nicht hundertprozentig erforscht sind. In der Lutealphase fördern die hohen Progesteronwerte die Zufuhr von Blut in die Gebärmutter. Die Folge: Es entsteht eine blut- und nährstoffreiche Umgebung, der Uterus bereitet sich also praktisch auf das Einnisten eines Embryos vor. Die steigenden Progesteronwerte bewirken zudem, dass die Gebärmutterhalsschleimhaut dicker und zähflüssiger wird, sie bildet sozusagen am Eingang zur Gebärmutter eine Art Stecker, der verhindert, dass Spermien eindringen können. Am Ende dieser Phase sinken – wenn die Befruchtung ausblieb – die Progesteronwerte. Die Gebärmutterschleimhaut bekommt keinen Sauerstoff und keine Nährstoffe mehr, und die Zellen sterben. Mit der monatlichen Blutung stößt der Körper das abgestorbene Gewebe ab.

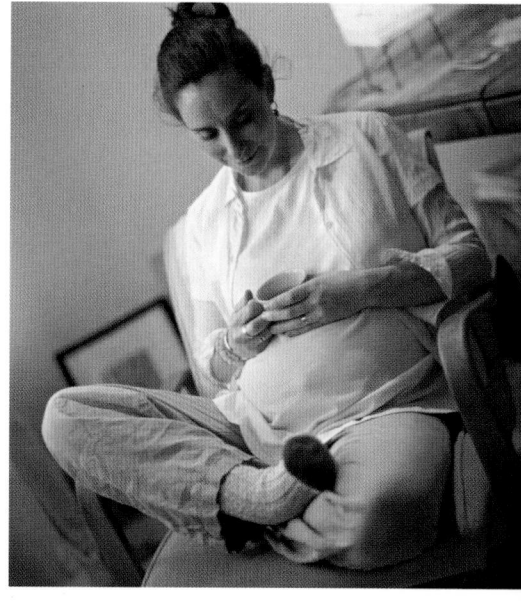

OBEN: In jedem Menstruationszyklus bereitet sich der weibliche Körper auf eine mögliche Schwangerschaft vor.

Hormone und der Menstruationszyklus

Der Menstruationszyklus unterliegt der Regie der Hormone. Diese werden von den Drüsen des endokrinen oder hormonellen Systems im Körper gebildet. Vom Tag unserer Empfängnis bis zum Tag unseres Todes befinden wir uns unter dem Einfluss dieses Hormoncocktails, den unsere Drüsen produzieren und freigeben. Die Eierstöcke haben zwei Funktionen: Sie gehören zum einen dem Fortpflanzungssystem an, indem sie Eizellen aufbewahren und herstellen. Zum anderen sind sie selbst Drüsen und damit Teil des endokrinen Systems, da sie die weiblichen Geschlechtshormone Östrogen und Progesteron bilden.

Hormone sind Botenstoffe, die im Blutkreislauf umherreisen und aktiv auf Zellen und Gewebe wirken. Jedes Hormon ist für eine ganz bestimmte Art von Gewebe verantwortlich. Damit sichergestellt ist, dass Hormone nicht irgendeine Zelle zufällig verriegeln, haben Zellen auf ihrer Oberfläche ganz bestimmte Rezeptoren, an die Hormone andocken können. Es passt, um eine anderes Bild zu verwenden, immer nur ein ganz bestimmter Schlüssel ins Schloss. Das heißt, Hormone können vom Blut zu ihrem Bestimmungsort transportiert werden, ohne dass sie unterwegs verloren gehen.

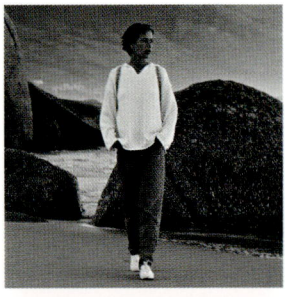

Der
Menstruations-
zyklus

Die Drüsen des endokrinen Systems arbeiten eng zusammen, damit in unserem Körper immer ein Zustand des Gleichgewichts herrscht. Mit einer Reihe von Rückkoppelungs-Mechanismen ist es möglich, die Produktion eines ganz bestimmten Hormons zu stoppen oder zu verlangsamen, wenn zuviel davon im Blut zirkuliert. Umgekehrt gilt das Gleiche: Wenn zu wenig von einem Hormon im Körper kursiert, reagiert dieser mit einer erhöhten Produktion. Dieses System ist so präzise eingestellt, dass die Auswirkungen von Störungen im gesamten Organismus zu spüren sind. Das prämenstruelle Syndrom hat auch deshalb so weit reichende Konsequenzen, weil es in die Interaktion zwischen den einzelnen Teilen des endokrinen Systems eingreift.

Hypothalamus, Hypophyse und Eierstöcke

Der Menstruationszyklus wird von einer Rückkopplungsschleife gesteuert, die zwischen dem Hypothalamus (der Teil des Gehirns, der die Hormonproduktion kontrolliert), der Hirnanhangdrüse (die „Meister"-Drüse des Körpers oder Hypophyse) und den Eierstöcken agiert. Der Hypothalamus, etwa kirschgroß, ist die Gehirnregion mit Nervenverbindungen zu vielen anderen Teilen des Nervensystems. Er kontrolliert das vegetative Nervensystem (der Teil unseres Nervensystems, das wir nicht bewusst steuern können, etwa Atmung und Herzschlag) und koordiniert die Funktion von Nerven- und endokrinem System. Die Hirnanhangdrüse hat ihren Platz am Fuße des Gehirns. Sie ist erbsengroß und doch ist sie die wichtigste Drüse des endokrinen Systems. Deshalb wird sie auch gern „Meister-Drüse" genannt. Die Hirnanhangdrüse reguliert und kontrolliert die Aktivitäten aller anderen endokrinen Drüsen und andere Körperprozesse. Zu den vielen Hormonen, die sie freisetzt, gehören die Gonadotropine (keimdrüsenstimulierende Hormone), FSH (follikelstimulierendes Hormon) und LH (luteinisierendes Hormon). Sie regen die Eierstöcke dazu an, Östrogen und Progesteron zu produzieren.

Der Hypothalamus steht mit der Hirnanhangdrüse durch ein kurzes Nervenfaserbündel in Verbindung. Durch diese direkte Ankoppelung und durch chemische Botenstoffe (Neurohormone), die so genannten Freisetzungshormone, steuert der Hypothalamus die Hormonausschüttung der Hirnanhangdrüse. Indirekt steuert der Hypothalamus also die Drüsen des endokrinen Systems und damit die Funktion der Eierstöcke.

Tobende Hormone

Am ersten Tag Ihres Menstruationszyklus produziert der Hypothalamus das Gonadotropin freisetzende Hormon (GNRH). Das wiederum stimuliert die Hirnanhangdrüse, FSH (follikelstimulierendes Hormon) und LH (luteinisierendes Hormon) freizusetzen. FSH reist durch das Blut zu den Eierstöcken, wo es die Follikel zum Wachstum anregt. Gleichzeitig kurbelt es die Östrogen-Sekretion in den Eierstöcken an. Höhere Östrogenwerte im Blut haben im Gegenzug zur Fol-

UNTEN: Wenn Sie verstehen, wie Ihr Fortpflanzungssystem funktioniert, können Sie Ihre PMS-Symptome besser in den Griff bekommen.

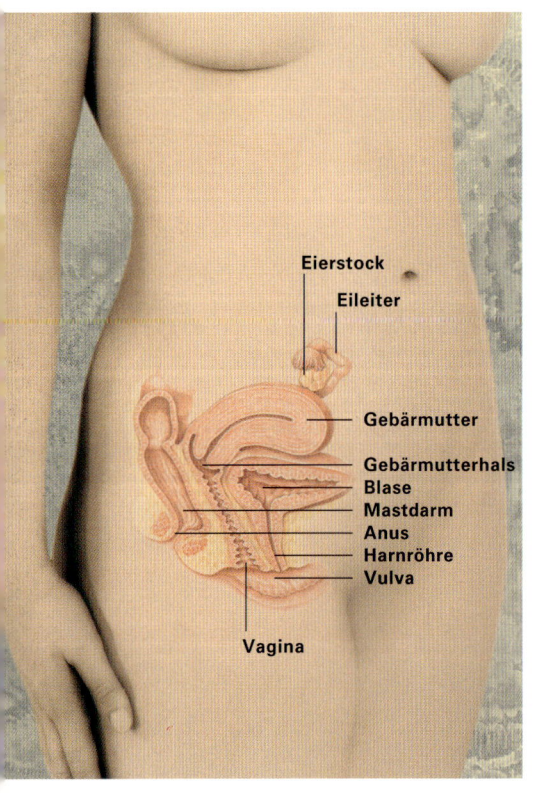

Eierstock

Eileiter

Gebärmutter

Gebärmutterhals
Blase
Mastdarm
Anus
Harnröhre
Vulva

Vagina

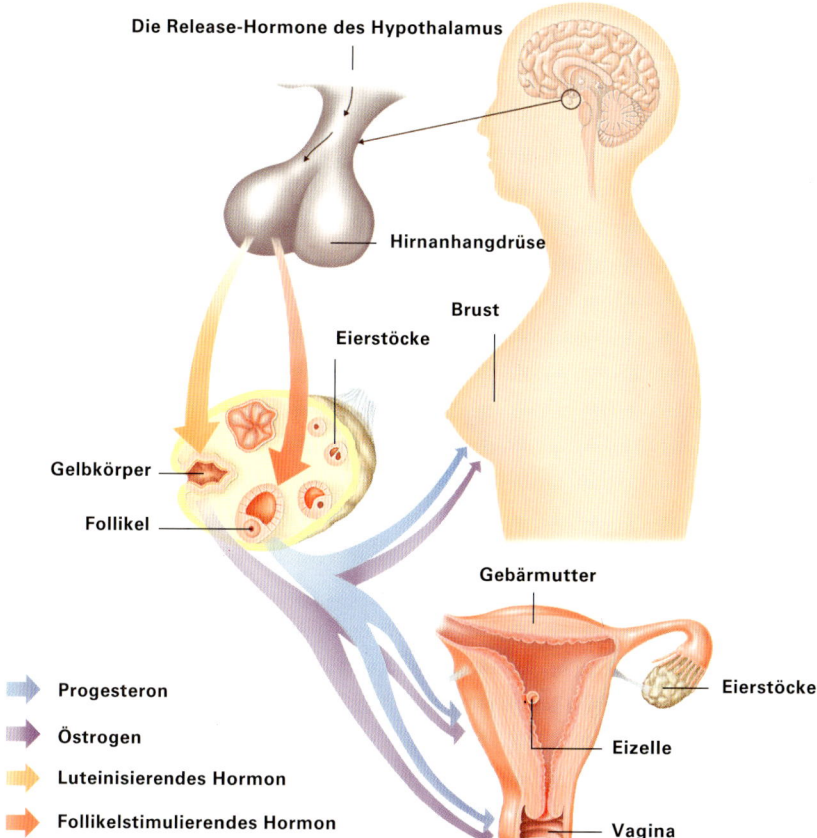

Die Release-Hormone des Hypothalamus

Hirnanhangdrüse

Brust

Eierstöcke

Gelbkörper

Follikel

Gebärmutter

Eierstöcke

Eizelle

Vagina

→ Progesteron
→ Östrogen
→ Luteinisierendes Hormon
→ Follikelstimulierendes Hormon

LINKS: Der Menstruationszyklus wird durch eine komplizierte Rückkopplungsschleife gesteuert. Ihr Ursprung liegt in der Freisetzung der beiden Gonadotropine im Gehirn.

ge, dass der FSH-Spiegel im Sinne einer negativen Rückkopplungsschleife sinkt. Nur noch ein einziger Follikel und seine Eizelle können heranreifen. Gleichzeitig bewirkt das Östrogen den Aufbau der Gebärmutterschleimhaut, die damit bereit ist, eine befruchtete Eizelle aufzunehmen. Östrogen fördert zudem den Aufbau von Körperproteinen, was dazu führt, dass der Körper mehr Flüssigkeit ansammelt. Wenn die Östrogenwerte in der Mitte des Zyklus ihre Spitze erreichen, steigt auch der Spiegel des luteinisierenden Hormons (LH) an, das durch die Hirnanhangdrüse gesteuert wird. Das regt die Eizelle an, sich vom Follikel zu trennen.

LH tritt nun in Aktion, indem es den leeren Follikel dazu bewegt, sich zum progesteronbildenden Gelbkörper (Corpus luteum) zu verändern. Der Job des Gelbkörperhormons besteht darin, den Körper der Frau auf die Schwangerschaft vorzubereiten. Der Corpus luteum produziert sein eigenes Hormon, Progesteron, welches das Brustgewebe, die Gebärmutterschleimhaut und die Wände der Vagina sensibilisiert. Die Werte des Progesterons steigen bis zum 21. Tag des Zyklus an, dann erreichen sie ihren Spitzenwert.

Wenn die Eizelle nicht befruchtet wird, sinkt der Gelbkörperhormon-Spiegel, die Eizelle zerfällt und der Progesteron-Spiegel stürzt in die Tiefe. Das wiederum führt dazu, dass sich die Blutgefäße in der Gebärmutterschleimhaut auflösen und die Gebärmutter sich mit Blut und Gewebe füllt. Die Gebärmutterwände ziehen sich zusammen, so dass ihre „Abfallstoffe" mit der Periode ausgeschwemmt werden.

Der Rückgang des Progesterons und Östrogens stoppen die Blockade von FSH und LH, und der Zyklus beginnt von vorn.

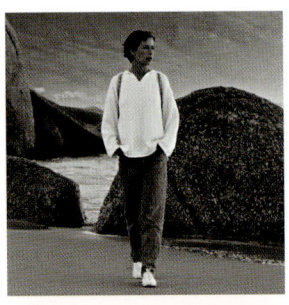

Das endokrine System

Das endokrine System basiert auf hormonproduzierenden Drüsen. Viele von ihnen werden durch stimulierende Hormone gesteuert, die von der Hirnanhangdrüse produziert werden. Die Hirnanhangdrüse wiederum wird durch die freisetzenden Hormone (Release-Hormone) des Hypothalamus kontrolliert. Die Hypothalamus-Hirnanhangdrüse-Schilddrüsen-Achse ist besonders wichtig im Zusammenhang mit PMS.

HYPOTHALAMUS

Die vom Hypothalamus freigesetzten Hormone regen die Hirnanhangdrüse an und steuern so den Appetit, das Gewicht, den Schlaf, das sexuelle Verlangen, Stimmung und Gefühle.

EPIPHYSE (ZIRBELDRÜSE)

Sie antwortet auf dunkel und hell (Nacht und Tag) und steht womöglich auch in Zusammenhang mit der sexuellen Entwicklung.

HIRNANHANGDRÜSE

Ihre freigesetzten Hormone stimulieren die Nebennieren, die Schilddrüse, die Pigment produzierenden Hautzellen und die Eierstöcke. Sie setzt auch das Wachstumshormon, das antidiuretische Hormon, Prolaktin und Oxytocin, welche die Gebärmutter veranlassen, sich während der Geburt und der Periode zusammenzuziehen, frei.

PARATHYEOIDEA (NEBENSCHILDDRÜSE)

Diese Drüse reguliert die Kalziumkonzentration im Blut.

THYREOIDEA (SCHILDDRÜSE)

Sie spielt einen wichtigen Part beim Stoffwechsel, für die Körpertemperatur und für das Knochenwachstum. Sie wird durch Hormone der Hirnanhangdrüse gesteuert.

THYMUSDRÜSE

Für das Immunsystem und damit für die Widerstandskraft gegen Infektionen ist die Thymusdrüse lebensnotwendig.

OVARIEN (EIERSTÖCKE)

Sie produzieren Östrogen und Progesteron, Hormone, die jeden Bereich weiblicher Körperlichkeit beeinflussen, etwa Haut, Haar, Körperaufbau, Knochendichte und Fortpflanzung. Die Regie über die Eierstöcke haben die Gonadotropine, welche von der Hirnanhangdrüse abgesondert werden.

NEBENNIERENRINDE

Das Nebennierenrindenhormon (NNRH), das von der Hirnanhangdrüse hergestellt wird, veranlasst die Nebennieren, Hydrocortison zu produzieren, ein Hormon, das auf den Stoffwechsel Einfluss hat. Gleichzeitig setzen sie Androgen (männliches Sexualhormon) frei sowie Aldosteron, das den Blutdruck und den Salzhaushalt reguliert.

PANKREAS (BAUCHSPEICHELDRÜSE)

Sie setzt Insulin und Glukagon frei, welche den Energielevel im Körper kontrollieren.

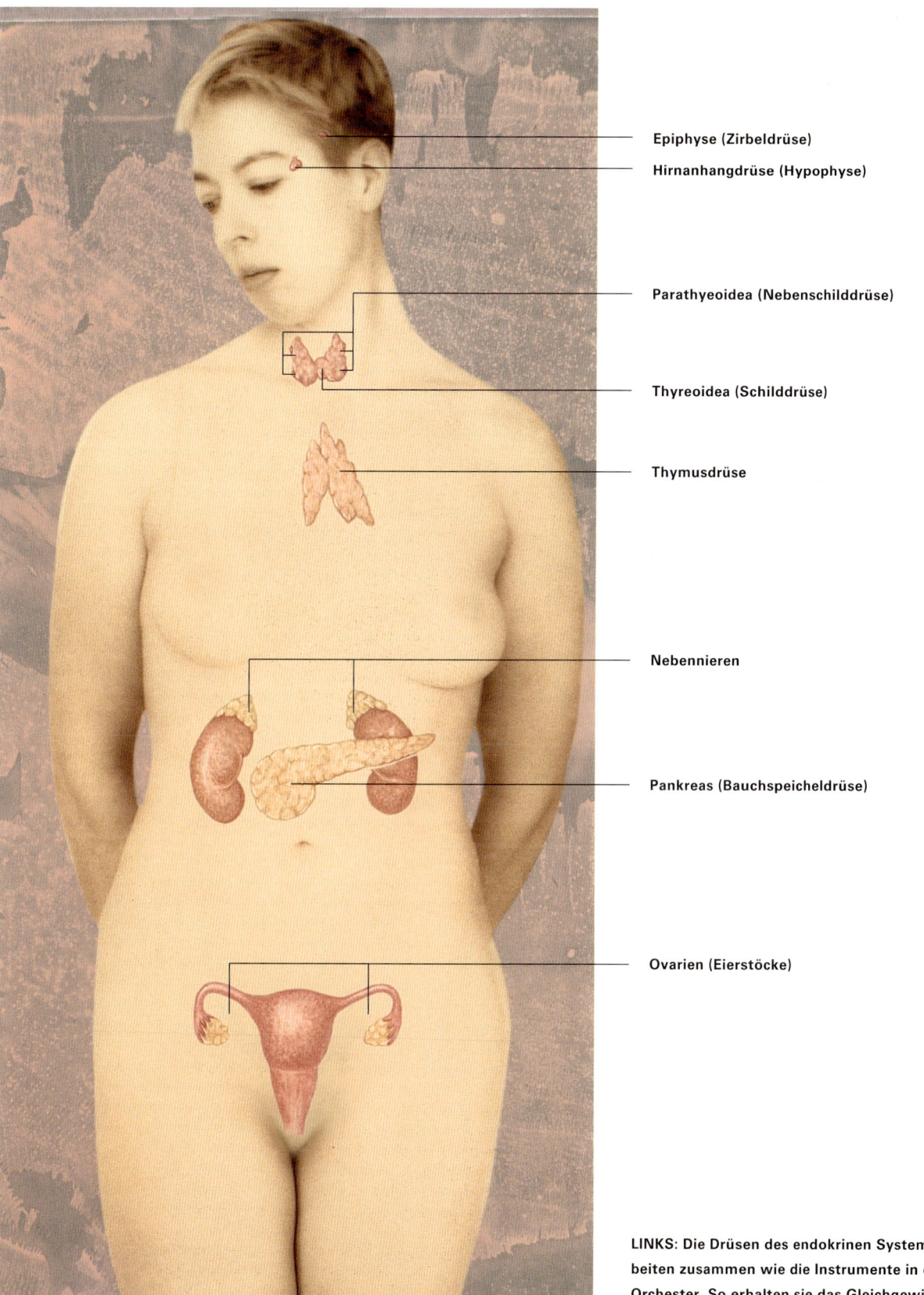

Epiphyse (Zirbeldrüse)

Hirnanhangdrüse (Hypophyse)

Parathyeoidea (Nebenschilddrüse)

Thyreoidea (Schilddrüse)

Thymusdrüse

Nebennieren

Pankreas (Bauchspeicheldrüse)

Ovarien (Eierstöcke)

LINKS: Die Drüsen des endokrinen Systems arbeiten zusammen wie die Instrumente in einem Orchester. So erhalten sie das Gleichgewicht in Ihrem Körper.

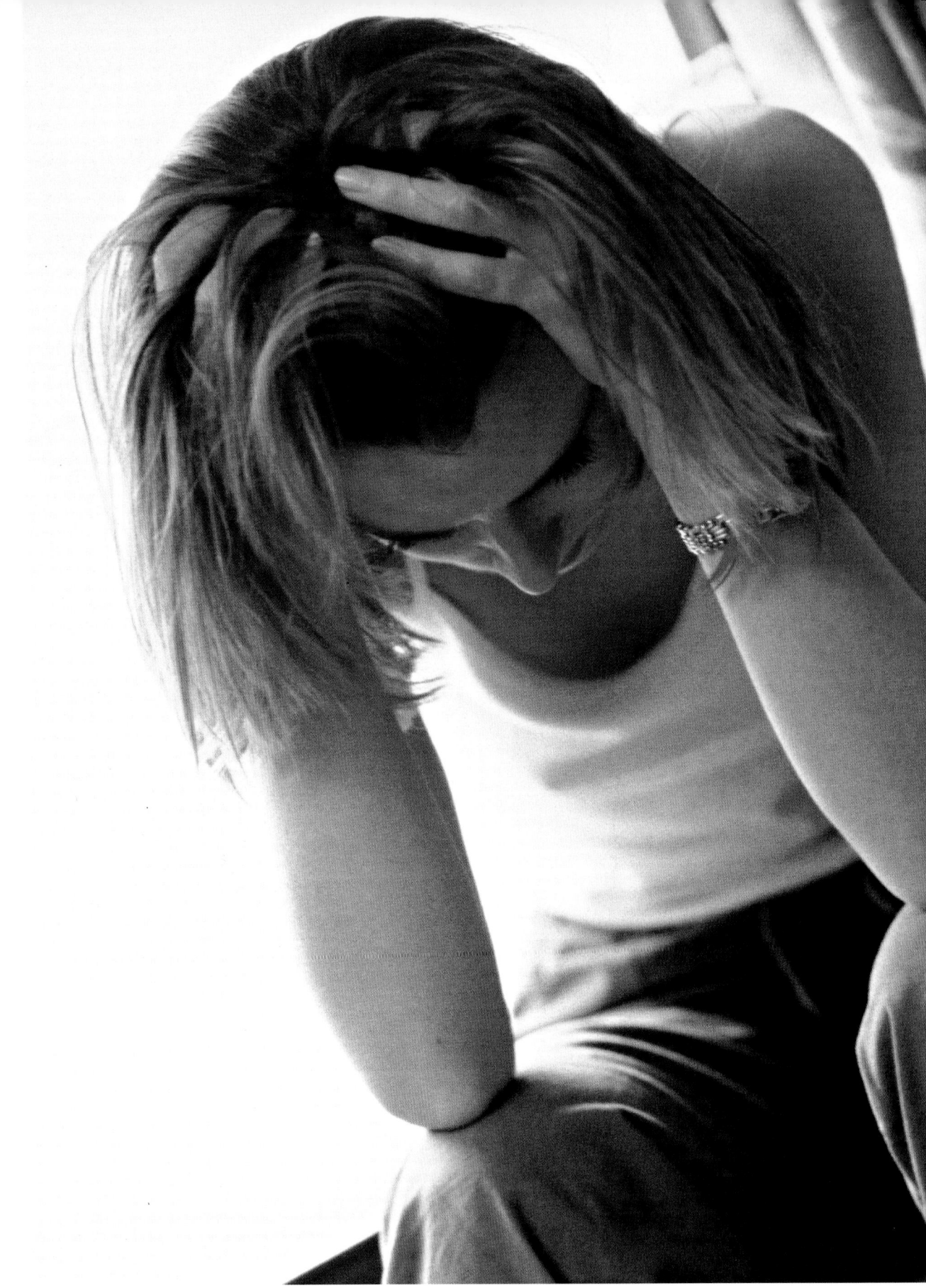

Praktisch jede Frau im gebärfähigen Alter spürt vor ihrer Periode Veränderungen körperlicher und seelischer Art. Doch nicht bei allen Frauen gerät das Leben so sehr durcheinander, dass der Alltag stark betroffen ist. Wenn doch, müssen nicht alle gleichermaßen leiden. Einige empfinden die Beschwerden als harmlos. Bei einigen wenigen Unglücklichen allerdings kann das prämenstruelle Syndrom jeden Monat einmal einen richtigen Riegel vor das Leben setzen. Die genauen Ursachen für PMS sind noch nicht vollständig geklärt, aber in den vergangenen Jahren haben Wissenschaftlicher eine ganze Reihe wichtiger Schlüsselfaktoren entdeckt.

Dieses Kapitel beschäftigt sich mit der Frage, was PMS eigentlich ist. Sie erfahren etwas über die allgemeinen Symptome und über die unterschiedlichen Arten von PMS. Auch einige Details darüber, was diesen verwirrenden Zustand hervorruft, sollen erwähnt werden. Darüber hinaus stehen bemerkenswerte Entdeckungen im Mittelpunkt, die zu einem neuen und besseren Verständnis der Störung geführt haben. Auch über Behandlungen erfahren Sie einiges.

Schließlich erhalten Sie praktische Informationen und Tipps, etwa, wann Sie zum Arzt gehen sollten und wie der Doktor eine Diagnose erstellt, an die Hand. All das kann Ihnen helfen, den Weg zu einem PMS-freien Leben zu finden bzw. die Symptome zu lindern.

Was ist PMS?

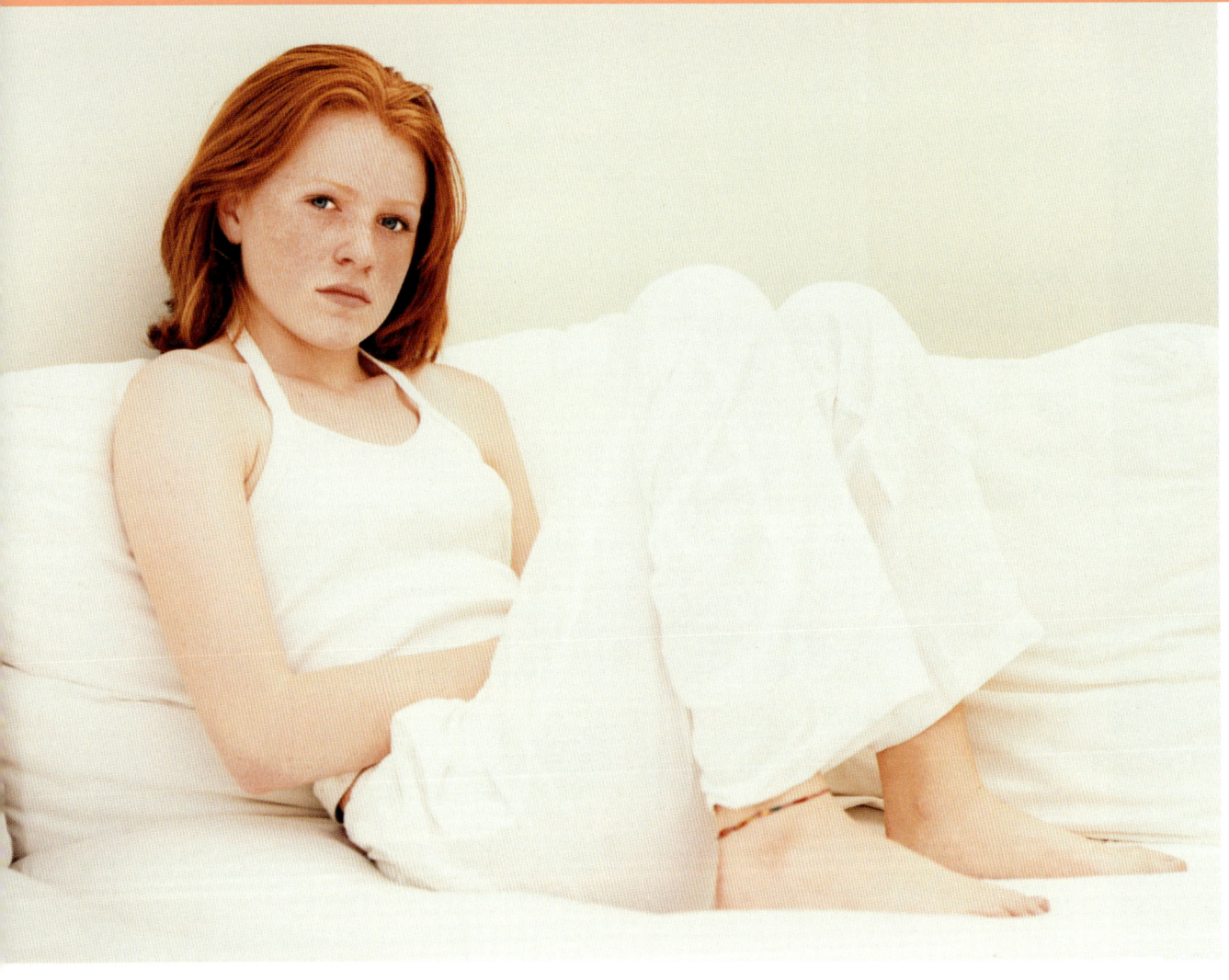

OBEN: PMS kann Frauen jeden Alters treffen, von der ersten Monatsblutung in der Pubertät bis zur letzten in der Menopause.

Wahrscheinlich spüren die meisten Frauen kurz vor ihrer Periode körperliche und seelische Schwankungen. Doch erst PMS macht diese Veränderungen so stark, dass sie das tägliche Leben beeinflussen. PMS ist seit altersher bekannt, aber erst 1931 bekam die Störung von einem amerikanischen Neurologen ihren Namen. Seit damals wurden 150 körperliche und seelische Symptome erkannt und zwischen 80 und 300 unterschiedliche Behandlungen entwickelt. In vielerlei Hinsicht ist PMS paradox: Jede betroffene Frau kann ihre Auswirkungen beschreiben, doch Ärzte sind sich immer noch nicht einig, wie sie die Störung definieren sollen. Ihre Ursachen sind nach wie vor weitestgehend ungelöst.

Die Symptome

Die Symptome sind sind nicht PMS-spezifisch. Viele von ihnen können in Wirklichkeit Zeichen anderer Erkrankungen sein, etwa die Depression oder Probleme mit der Schilddrüse. Noch sind die Symptome auf Frauen beschränkt. Doch auch Männer können unter einigen PMS-ähnlichen Symptomen leiden, etwa Reizbarkeit, Wutanfällen und Kopfschmerzen. Um die Sache noch komplizierter zu machen, können PMS-Symptome von Zyklus zu Zyklus und von Frau zu Frau variieren. Das hat Ärzte auf die Idee gebracht, dass bei den einzelnen Frauen unterschiedliche Mechanismen zugrunde liegen müssen. Das, was PMS definiert, ist sein Timing. Die Symptome kommen jeden Monat wieder, etwa zwei bis 14 Tage vor dem Einsetzen der Menstruation. Bei den meisten Frauen hören die Beschwerden auf, sobald die Regel da ist, verschwunden sind sie bei allen spätestens in der ersten Phase des Menstruationszyklus. Die Symptome von PMS können grob in körperliche Veränderungen, etwa Aufgedunsenheit und Brustempfindlichkeit, Stimmungsänderungen, etwa Depressionen, Stimmungsschwankungen und Reizbarkeit und in kognitive Änderungen – also Konzentrations-, Gedächtnis- und Aufmerksamkeitsschwankungen getrennt werden. Die am häufigsten vorkommenden finden Sie rechts.

Wie gefährlich ist PMS?

Mediziner betrachten PMS nicht als schwerwiegende Erkrankung, da die Symptome auch ohne Behandlung mit der Menstruation verschwinden, nicht fortschreiten oder lebensbedrohlich sind. Wenn Ihr Leben durch Aufgedunsenheit, Stimmungsschwankungen, Kopfschmerzen oder durch andere belastende Symptome jeden Monat für eine Woche quasi auf den Kopf gestellt wird, packt Sie wohl schier die Verzweiflung, wenn Sie hören, das sei nichts Schlimmes. Aber das bedeutet nicht, dass PMS nicht ernst genommen wird. Wenn PMS Ihre Lebensqualität beeinflusst, ist eine Diagnose von großer Bedeutung: Andere schwerere Erkrankungen können ausgeschlossen werden und Sie finden womöglich einen Weg, das Ganze besser in den Griff zu kriegen und damit zu leben.

Wie oft kommt PMS vor?

Eine scheinbar einfache Frage, doch schwer zu beantworten. Ein grober Auszug aus einigen Büchern und Artikeln über PMS – geschrieben von Ärzten

PMS-Symptome

STIMMUNGSÄNDERUNGEN

Stimmungsänderungen
Verändertes Interesse an Sexualität
Wut und Aggression
Angst
Depression
Nervosität
Verschlimmerung bereits vorhandener seelischer Beschwerden wie Depressionen
Müdigkeit und Schlappheit
Essverlangen
Reizbarkeit
Stimmungsschwankungen
Weinerlichkeit

KOGNITIVE ÄNDERUNGEN

Neigung zu Unfällen
Verwirrtheit
Schwierigkeiten, bei einer Sache zu bleiben
Vergesslichkeit
Mangel an Koordination

KÖRPERLICHE ÄNDERUNGEN

Akne und Hautausschläge
Bauchschmerzen oder -krämpfe
Appetitschwankungen
Rücken- und andere Schmerzen
Aufgedunsenheit
Brustempfindlichkeit
Änderung der Stuhlgewohnheiten
mehr oder auch weniger Energie
Verschlimmerung bestehender körperlicher Probleme
Kopfschmerz
Migräne
Muskel- oder Gelenkbeschwerden
Schwellungen im Gesicht, an Bauch, Knöcheln, Fingern
Schlafstörungen
Gewichtszunahme

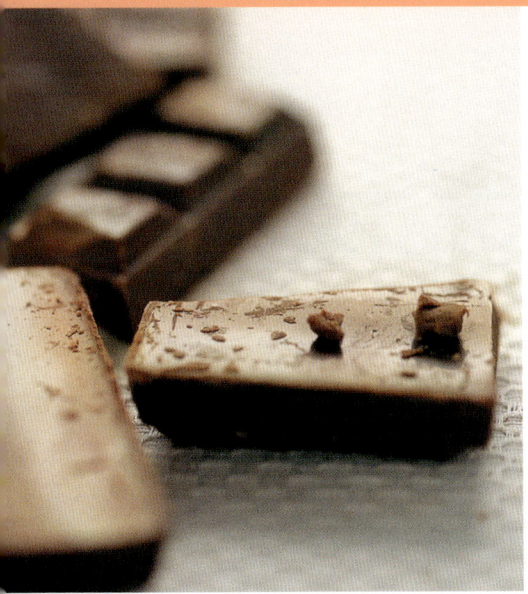

OBEN: Heißhunger auf Schokolade und Süßes ist typisch für PMS.

UNTEN: Müdigkeit und Schlappheit zeichnet das prämenstruelle dysphorische Syndrom aus.

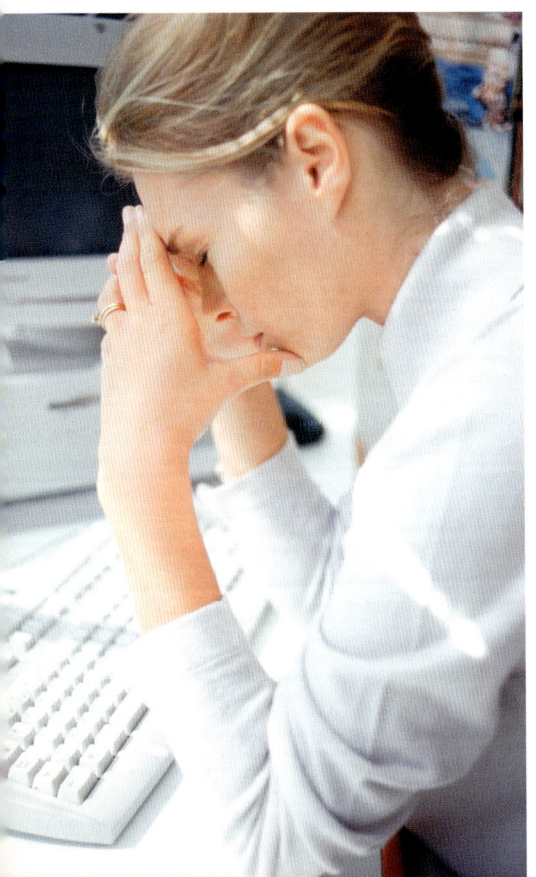

und Patienten – zeigt die folgenden widersprüchlichen Statements:

→ „Mindestens 60 Prozent aller Frauen leiden an PMS"

→ „Acht von zehn Frauen haben körperliche und emotionale Beschwerden des prämenstruellen Syndroms"

→ „PMS... beeinflusst etwa fünf Prozent aller Frauen"

→ „PMS betrifft bis zu 40 Prozent aller Frauen im gebärfähigen Alter"

→ „zwischen zehn und 90 Prozent aller Frauen leiden in ihren menstruierenden Jahren irgendwann an PMS"

→ „50 bis 80 Prozent aller menstruierenden Frauen leiden in irgendeiner Form an PMS"

→ „...mehr als 85 Prozent aller menstruierenden Frauen machen mehr oder weniger die Erfahrung von PMS"

Worin diese Experten sich einig sind, ist, dass sie sich nicht einig sind! Dieser Umstand hat zum Teil damit etwas zu tun, dass die Symptome, die mit PMS in Zusammenhang stehen, so unterschiedlich sind. Zum anderen liegt das Problem wohl darin, dass es sehr schwierig ist, PMS zu definieren. Es reicht also zu sagen, PMS kommt sehr häufig vor. Und wenn Sie davon betroffen sind, sind Sie ganz bestimmt nicht allein.

Wen überfällt PMS?

Jede Frau im gebärfähigen Alter kann von PMS erwischt werden – von der Pubertät bis zur Menopause. In der Schwangerschaft und nach den Wechseljahren sind die Symptome verschwunden. Trotzdem machen auch dann einige Frauen ähnliche Phasen mit Beschwerden durch, wenn Sie eine Hormonersatztherapie mit Östrogen und Progesteron durchführen. Die Symptome setzen meist in den Zwanzigern ein und werden in den Mittdreißigern schlimmer. Viele Frauen berichten, die Symtome würden durch hormonelle Veränderungen im Körper, etwa durch das Weglassen der Pille, durch Schwangerschaft, Schwangerschaftsabbruch, Hysterektomie (Gebärmutterentfernung) oder andere Beckenoperationen ausgelöst. Bei einigen Frauen lassen die Symptome kurz vor den Wechseljahren nach. Wie mit so vielen anderen Aspekten von PMS gibt es auch hier keine Regel, denn bei anderen Frauen werden die Symptome gerade in dieser Zeit schlimmer.

Was bedeutet prämenstruelle Spannung, PMS und PMDS?

PMS gewann erst mit der Bewegung des Feminismus in den 1960er- und 1970er-Jahren öffentliche Aufmerksamkeit. Viele Jahre sprach man von der prämenstruellen Spannung, aber in den 1980er-Jahren setzte sich der Begriff prämenstruelles Syndrom (PMS) durch. Er spiegelte wider, dass PMS aus

PMS or PMDS?

Werfen Sie einen Blick auf folgende Liste und kreuzen Sie die Punkte an, die auf Sie zutreffen:

☐ **Ihre Symptome beziehen sich in der Regel auf Ihre Stimmung**

☐ **Sie kennen mindestens fünf der folgenden Symptome:**

Stimmungsschwankungen

Depression

Reizbarkeit

Mangel an Interesse für gewöhnliche Aktivitäten

Konzentrationsschwäche

Weniger Energie

Appetitänderung

Schlafstörungen oder großes Schlafbedürfnis

Das Gefühl des Überwältigtseins

Aufgedunsenheit und Brustempfindlichkeit

Spannung

☐ **Ihre Arbeit leidet darunter**

☐ **Ihr soziales Leben leidet darunter**

☐ **Ihre häuslichen Aktivitäten leiden darunter**

☐ **Ihre Symptome beeinflussen Ihre Beziehung zu Freunden und Familie**

☐ **Ihre Symptome treten ein bis zwei Wochen vor der Menstruation auf**

☐ **Ihre Symptome treten eher zyklisch auf**

☐ **Sie hatten diese Symptome mindestens zweimal hintereinander**

☐ **Die Symptome hören auf, wenn Ihre Periode einsetzt**

Wenn Sie alles angekreuzt haben, können Sie sowohl unter PMDS, aber auch unter PMS leiden. Gehen Sie zum Arzt und besprechen Sie alles mit Ihm.

körperlichen und emotionalen Symptomen besteht. Ein Syndrom ist eine Ansammlung von Symptomen, die zusammen ein typisches Muster für eine Erkrankung bildet.

Vor einigen Jahren tauchte der Begriff prämenstruelle dysphorische Störung (PMDS) auf. Dysphorisch bedeutet traurige Stimmungslage (das Gegenteil von Euphorie), und die Symptome des PMDS sind in erster Linie – wenn auch nicht ganz – auf die Stimmung bezogen. Dazu gehören:

→ Wut oder Reizbarkeit

→ Angst und Spannungen

→ Appetitänderungen: größerer und kleinerer Appetit

→ Depression

→ Konzentrationsschwierigkeiten

→ Mangel an Interesse an normalen Aktivitäten oder Sex

→ Müdigkeit und Schlappheit

→ Stimmungsschwankungen

→ Schlafstörungen

→ körperliche Symptome wie Brustschmerz, Aufgedunsenheit und Kopfschmerz

Mediziner diskutieren noch darüber, ob PMDS und PMS ein und dasselbe sind oder ob PMDS lediglich eine besondere Stimmungsstörung oder eine schwächere Ausprägung von PMS ist.

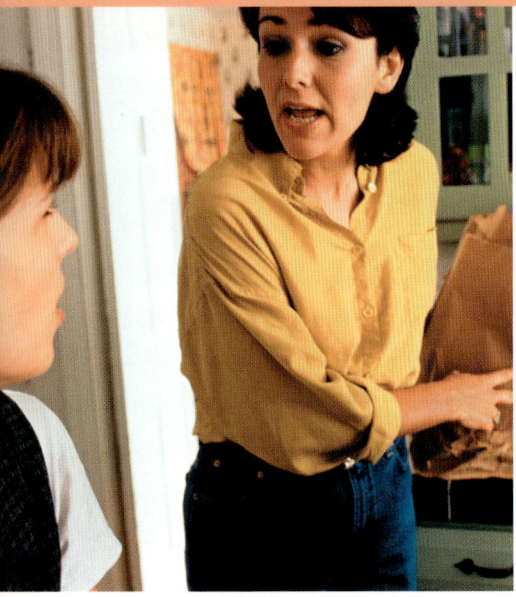

OBEN: Irritationen, die Sie normalerweise gar nicht weiter beachten, können überwältigende Wutgefühle auslösen, wenn Sie unter PMS-Symptomen leiden.

Gegenwärtig herrscht die Meinung vor, dass annähernd drei bis fünf Prozent aller Frauen an PMDS leiden. Ihre Beschwerden sind hauptsächlich seelischer Natur. Wie bei PMS treten die Symptome innerhalb der letzten Woche des Menstruationszyklus auf und verschwinden rasch nach dem Einsetzen der Periode.

Um die Diagnose PMDS stellen zu können, muss mindestens eine die Stimmung betreffende Veränderung vorhanden sein, etwa Depression, Hoffnungslosigkeit, Angst, Spannung, Wut oder Gereiztheit. Zudem müssen die Symptome so heftig sein, dass sie den Alltag in Mitleidenschaft ziehen.

Untersuchungen zufolge haben Frauen, die an PMDS leiden, ein höheres Risiko, einmal in ihrem Leben an einer schweren Depression zu erkranken. Darüber hinaus leiden drei bis sechs von zehn Frauen, die depressiv sind, an einer Verschlimmerung ihrer Beschwerden vor der Monatsblutung. Trotzdem: PMDS und Depressionen sind zwei grundlegend verschiedene Erkrankungen.

Wodurch entsteht PMS?

Die genauen Ursachen für PMS sind bis heute noch nicht festgestellt. Einige Experten sehen einen Zusammenhang zum hormonellen Ungleichgewicht, andere glauben daran, ein Ungleichgewicht im Gehirn könne Auslöser der Störung sein.

Die Sache mit den Hormonen

Der Zeitpunkt der PMS-Symptome lässt vermuten, dass ein Zusammenhang mit den Hormonen besteht. Bis vor zehn Jahren glaubten Mediziner daran, PMS läge an einem hormonellen Ungleichgewicht, etwa einem Mangel an Östrogen oder Progesteron. Leider konnte diese Annahme nicht bestätigt werden. Die Blutwerte betroffener und beschwerdefreier Frauen wiesen keinerlei Unterschiede bezüglich der Hormone auf. Seit einigen Jahren geht die Forschung einen ganz besonderen Weg.

Die Verbindung zwischen Gehirn und Körper

Nach einer der gängigsten Theorien liegt die Ursache für PMS nicht im Fortpflanzungssystem, sondern im Gehirn. Nach dieser Auffassung wäre Ihr Gehirnschaltkreis derart verkabelt, dass er Ihre Überempfindlichkeit gegenüber normalen Hormonfluktuationen widerspiegelt. Angesichts der Tatsache, dass die meisten Frauen, die an PMS leiden, ansonsten überaus gesund sind, macht dies durchaus Sinn. Forscher, die Botenstoffe im Gehirn – Neurotransmitter oder Neuropeptide –, die Botschaften von einer Nervenzelle zur nächsten übermitteln, untersuchten, haben festgestellt, dass sich diese Stoffe bei PMS-Betroffenen anders verhalten. Man vermutet, dass bei empfindlichen Frauen die zyklischen Schwankungen von Progesteron und Östrogen die Botenstoffe veranlassen, eben die PMS-Symptome auszulösen.

Die Eine-Million-Euro-Frage ist nun, warum sie ihr Verhalten ändern. Die Antwort – wie könnte es anders sein – wissen wir noch nicht, obwohl es einige Schlüsselfaktoren gibt. Trotzdem hat das Wissen den Weg für neue Behandlungsmethoden geebnet. Sie basieren darauf, das Ungleichgewicht von Neurotransmittern auszugleichen und verzichten darauf, gezielt einzelne Symptome zu behandeln.

Serotonin

Einer der bedeutendsten Neurotransmitter ist Serotonin, auch als Glückshormon bekannt, weil es für die Stimmungslage zuständig ist. Zu wenig Serotonin im Blut führt zu Heißhungerattacken auf stärkehaltige Lebensmittel, Schlafstörungen, Depressionen und Stimmungsschwankungen – den PMS-Betroffenen sind diese Beschwerden alle ein Begriff.

Das Wissen um die Wichtigkeit von Serotonin für die Stimmungslage hat in den letzten Jahren zur Entwicklung eines neuen Medikamententyps geführt, den selektiven Serotonin-Wiederaufnahmehemmern (SSRI). Sie heben den Serotonin-Spiegel an. Das bekannteste unter ihnen ist Prozac.

Mittlerweile weiß man, dass bei Frauen, die an PMS oder PMDS leiden, Serotonin in der zweiten Zyklushälfte anders „arbeitet". Bei diesen Frauen können die SSRI sehr effektiv die emotionalen Symptome lindern. Doch wie so oft bei PMS gilt dies nicht für alle Frauen.

Andere Hormone und Botenstoffe

Inzwischen untersucht man auch andere Hormone und Botenstoffe darauf, ob sie aus dem Gleis geraten könnten.

Eines davon ist ein Hormon der Hirnanhangdrüse, Prolaktin, manchmal auch „Mutterhormon" genannt, weil es mitverantwortlich für den Brustgewebeaufbau und für die Milchproduktion in der Stillzeit ist. Prolaktin arbeitet in einer Rückkopplungsschleife mit Progesteron, einem der beiden weiblichen Schlüsselhormone.

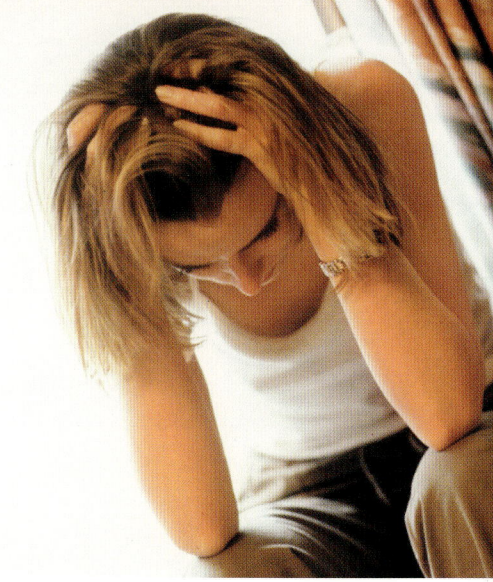

OBEN: Ein niedriger Serotonin-Wert wird mit depressiven Verstimmungen und Stimmungsschwankungen in Verbindung gebracht.

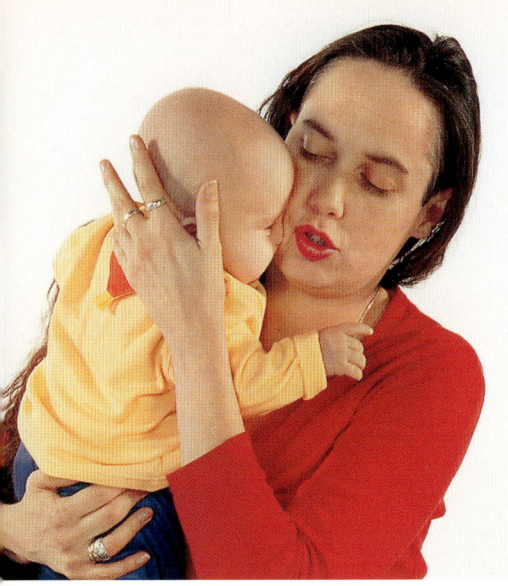

OBEN: PMS könnte bei Ihnen nach einer Geburt auftreten bzw. die Symptome können sich nach einer Schwangerschaft verschlimmern.

UNTEN: Besondere Ereignisse oder Stress zu Hause oder am Arbeitsplatz können PMS auslösen oder die Symptome verstärken.

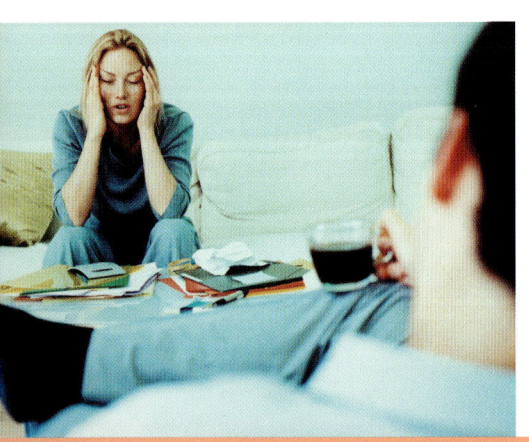

Zu den Verdächtigten gehören auch die Katecholamine aus der Gruppe der Neurotransmitter, etwa das Noradrenalin, ein Botenstoff, der bei der Stressreaktion eine Rolle spielt. Hohe Noradrenalin-Werte verursachen ein Gefühl der Hochstimmung und niedrige Werte depressive Gefühle.

Ein weiterer zu untersuchender Botenstoff ist Dopamin. Dopamin beeinflusst Prozesse im Gehirn, die für die Kontrolle der Bewegungen, die Gefühlreaktionen und die Fähigkeit, Freude oder Schmerz zu empfinden, verantwortlich sind.

Eine andere Annahme besteht darin, dass fallende Progesteron-Werte im Blut sich auf den Rezeptor eines weiteren Neurotransmitters – Gamma-Aminobutyric-Säure (GABS) – auswirken. Gamma-Aminobutyric-Säure blockiert die Tätigkeit bestimmter Nervenzellen in einigen Gehirnbereichen, die Angst, Panikattacken und Aggression bervorrufen.

Wie diese einzelnen Neurotransmitter zusammen interagieren, ist leider noch nicht erforscht.

Die Hypothalamus-Hypophyse-Schilddrüsen-Achse

Wie Sie bereits aus dem vorherigen Kapitel wissen, arbeiten alle Körperdrüsen im Idealfall in Harmonie zusammen. Das Ungleichgewicht einer einzelnen Drüse kann deshalb auf alle anderen Auswirkungen haben. Einige Experten glauben nun, dass die Anhäufung zusammenarbeitender spezifischer Drüsen – Hypothalamus, Hirnanhangdrüse und Schilddrüse – eine Rolle bei der Entstehung von PMS spielen kann. Der Hypothalamus reagiert auf Neurotransmitter und kann so die Verbindung zwischen Eierstöcken und Gehirn herstellen. Weitere Forschungen sind nötig, um die Verbindung zwischen all diesen Faktoren klar werden zu lassen.

Nährstoffknappheit

Nährstoffmangel, insbesondere an Kalzium, Magnesium, Zink, B-Vitaminen und essenziellen Fettsäuren wird mit PMS in Verbindung gebracht. Man hat herausgefunden, dass über die Hälfte der Betroffenen zu wenig Magnesium im Blut haben. Magnesium ist ein Mineralstoff, dem bei der Tätigkeit der Gehirn-Schaltkreise eine besondere Rolle zukommt.

Andere Forschungen richteten ihr Augenmerk auf die essenziellen Fettsäuren. Diese können ein Ungleichgewicht der Prostaglandine (hormonähnliche Substanzen, die viele Körperfunktionen betreffen) hervorrufen. Der Ernährungszustand vieler Frauen ist oft nicht so gut wie er sein sollte.

Das liegt am modernen Leben: Wir essen zu viele industriell gefertigte Lebensmittel, können nichts gegen die Umweltverschmutzung tun, rauchen und schlucken die Pille.

Nach dieser Studie könnten die Nährstoffe im Körper noch weiter fallen, wenn Sie schwanger sind oder stillen. Dies kann einer der Gründe dafür sein, dass PMS erstmals nach einer Schwangerschaft oder nach einer Pilleneinnahme auftreten kann oder die Symptome schlimmer werden. Über die Ernährung erfahren Sie mehr im vierten und sechsten Kapitel.

Ereignisse und Stress

Bestimmte Ereignisse im Leben, sowohl negative wie Arbeitsplatzverlust, finanzielle Schwierigkeiten, Scheidung und Trauer als auch positive wie die Geburt eines Kindes, eine Gehaltserhöhung oder eine Heirat können mit der Entstehung von PMS in Verbindung stehen. Stress – das ständige Auf und Ab im Leben wie etwa ein Verkehrsstau, Streit mit Ihrem Partner oder finanzielle Kämpfe – lösen wahrscheinlich eher Symptome aus als markante Ereignisse. Ein US-Psychologe brachte es auf den Punkt: Die Tropfen, nicht die Fluten schaffen uns.

Stress kann auf unterschiedliche Weise das Risiko für PMS erhöhen. Zum einen erhöht sich unter Stress der Cortisolspiegel. Cortisol ist eines der Stresshormone, das von den Nebennieren produziert wird. Es ist an der Entstehung von Wut und Reizbarkeit beteiligt. Cortisol streitet sich mit Progesteron um Rezeptoren, die Progesteron befähigen, in die Körperzellen zu gelangen (siehe Seite 12). Wenn Sie also sehr gestresst sind, kann letztendlich Progesteronmangel die Folge sein – auch wenn Ihr Körper genügend produziert.

Zum zweiten kann Stress die Wahrscheinlichkeit von PMS erhöhen, weil er die Hirnanhangdrüse stimuliert, das Hormon Prolaktin freizusetzen. Prolaktin fördert das Wachstum des Brustgewebes (siehe Seite 23) und senkt den Progesteronwert, was wiederum dazu führt, dass die Hirnanhangdrüse noch mehr Prolaktion freisetzt. Auch das führt schließlich zum Progesteronmangel. All das mag vielleicht erklären, warum Frauen in den Dreißigern – eine der stressreichsten Zeit des Lebens – eher dazu neigen, PMS zu entwickeln.

Stress und PMDS

Amerikanische Wissenschaftler fanden heraus, dass eine falsche biochemische Stressantwort sehr wahrscheinlich ein Faktor für die Entstehung von PMDS ist. Sie untersuchten die Werte von chemischen Nebenprodukten des Progesterons – die so genannten Allopregnanolone – in der zweiten Hälfte des Menstruationszyklus.

Auslösende Faktoren

Obwohl die Ursachen für PMS ungeklärt sind, gibt es doch einige allgemeine Auslöser – auch wenn dies nicht für jede Frau zutrifft. Es kann sehr gut sein, dass PMS bei den einzelnen Frauen aus unterschiedlichen Gründen entsteht. Die folgende Ereignisse können oft PMS auslösen oder bereits bestehende Symptome verschlimmern:

→ die erste Menstruation
→ die Perimenopause (die Jahre vor der letzten Periode)
→ das Absetzen der Pille
→ Geburt, Fehlgeburt oder Abtreibung
→ postnatale Depression
→ ausbleibende Regelblutung (Amenorrhoe)
→ Hysterektomie (Gebärmutterentfernung)
→ einige Arten von Beckenoperationen, insbesondere die Tuballigatur (Öffnung der Eileiter, eine Operation, die heute nur selten durchgeführt wird)
→ eine Reihe von geringfügigen Erkrankungen, die Sie ausgelaugt haben
→ schwere körperliche oder emotionale Traumata

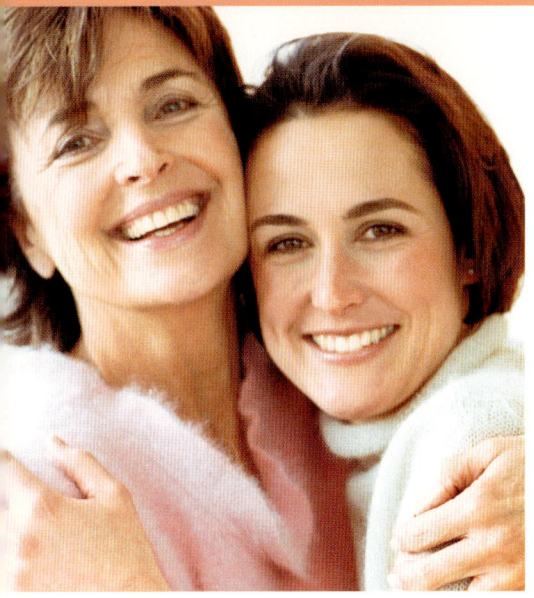

OBEN: Wenn bereits Ihre Mutter an PMS litt, ist es wahrscheinlich, dass auch Sie irgendwann Symptome entwickeln.

UNTEN: Heißhunger auf Käse, Milchprodukte und Kohlenhydrate ist typisch für eine bestimmte PMS-Art.

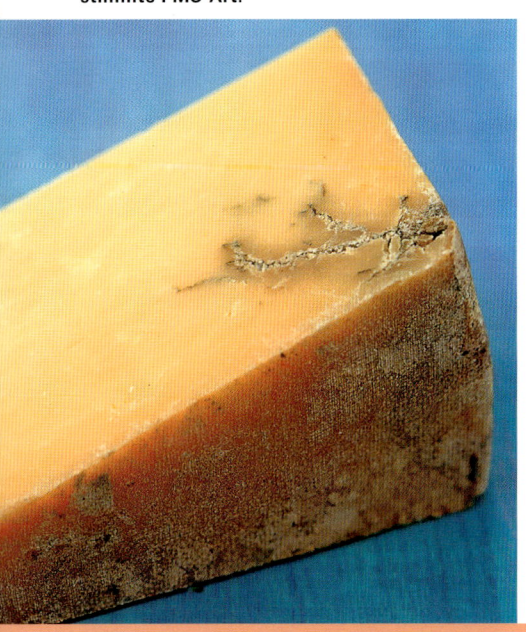

Dabei stellten sie Folgendes fest: Gesunde Frauen bildeten unter Stress mehr Allopregnanolone als Frauen, die unter PMDS leiden. Diese Entdeckung wirft neues Licht darauf, warum betroffene Frauen an schweren Symptomen leiden. Möglicherweise führt diese Entdeckung auch zu neuen Behandlungen.

Sind unsere Gene schuld?

Wenn eine Frau an PMS leidet, ist die Wahrscheinlichkeit, dass ihr eineiiger Zwilling auch daran leidet, doppelt so hoch wie bei einem normalen Zwilling oder den anderen Schwestern. Töchter, deren Mütter mit PMS kämpfen, haben ebenfalls eine größere Wahrscheinlichkeit, ähnliche Symptome zu entwickeln. Untersuchungen zufolge entwickeln enge Verwandte von betroffenen Frauen eher eine klinische Depression. All dies lässt vermuten, dass eine genetische Komponente bei der Entwicklung von PMS-Symptomen besteht. Trotzdem müssen Sie nicht darunter leiden, nur weil Ihre Mutter darunter litt oder leidet.

Sogar wenn diese genetische Komponente existiert, kennen Wissenschaftler bis heute nicht das Gen, das dafür verantwortlich ist. Wie bei anderen Erkrankungen auch, ist eher die Kombination aus genetischer Prädisposition und Umwelt die Ursache.

Geburt und Pille

Einige Forscher nehmen an, dass Kinderlosigkeit oder die Geburt nur eines einziges Kindes das Risiko für PMS erhöhen können. Der Gedanke liegt nahe, denn Frauen mit weniger Geburten haben weitaus mehr Menstruationszyklen, und sind damit vermehrt zyklischen hormonellen Schwankungen ausgesetzt. „PMS ist ein modernes Leiden", sagt Christine Baker von der National Association, Großbritannien. „Seit dem Aufkommen der Pille haben die Probleme kleinerer Familien dramatisch zugenommen und vor allem Frauen führen heute ein stressreiches Leben." Untersuchungen zufolge leiden Frauen, die als Verhütungsmittel die Pille nehmen, seltener an PMS, obwohl das Absetzen der Pille PMS-Symptome auslösen kann. Die Pille bügelt hormonelle Schwankungen aus, die normalerweise stattfinden. Vielleicht schützt das vor PMS.

PMS-Arten und -Muster

Da Frauen mit PMS an einer Vielzahl von Symptomen leiden, was die Behandlung nicht gerade einfach macht, haben einige Experten versucht, PMS-Typen zu bestimmen – je nachdem, welche Symptome vorherrschen.

In der Kategorie PMS A ist Angst das vorherrschende Symptom, in PMS D die depressive Verstimmung, in PMS H die Heißhungerattacken und in PMS K das Gefühl der Schwere und Kopfschmerz.

Der größte Nachteil dieser Einteilung – wie viele Betroffene feststellen – liegt darin, dass Symptome sich nicht immer in derartig enge Schubladen pressen lassen. Aufgrund des neuen Verständnisses von PMS haben diese Kategorien heute meist keine Bedeutung mehr. Nichtsdestotrotz können diese Einstufungen für Sie persönlich wertvoll sein, um die Symptome besser in den Griff zu bekommen.

PMS-Muster

Experten haben – bezogen auf die Zeit, in der sie auftreten – vier verschiedene PMS-Muster entwickelt.

Muster 1: Die Symptome beginnen in der Woche vor Ihrer Periode und verschwinden im Verlauf der Blutung.

Muster 2: Die Symptome beginnen um den Eisprung herum und dauern an, bis Ihre Regel einsetzt – sie dauern also etwa zwei Wochen.

Muster 3: Ein kurzer Anflug der Symptome findet um den Eisprung herum statt, dann verschwinden sie wieder. Eine Woche vor der Monatsblutung kommen die Beschwerden wieder. Von diesem Muster sind oft Teenager betroffen.

Muster 4: Die Symptome setzen mit dem Eisprung ein und dauern die nächsten Wochen – auch während der Periode – an. Es bleiben nur sieben bis zehn Tage ohne Beschwerden. Ob diese Muster mit einer ihnen zugrunde liegenden Ursache zusammenhängen, ist noch nicht bekannt. Obwohl diese Einteilung recht akademisch erscheinen mag, kann Sie doch für Sie persönlich beim Handling der Symptome sinnvoll sein.

Was sind die Folgen von PMS?

Für viele Frauen ist PMS nicht mehr als ein kleines Ärgernis. Bei anderen jedoch können die Symptome Arbeit, Beziehung und Lebensführung beeinflussen. Bei einigen wenigen dominiert PMS das gesamte Leben. Einige Frauen etwa schwellen derart an, dass sie für diese Zeit praktisch ganz andere Kleidung benötigen. Noch schlimmer ist es, wenn PMS der Grund für Schwierigkeiten in Familie und Beruf wird. Scheidung und schlimmstenfalls Gewalttätigkeit und Selbstmord können die Folge sein.

PMS-ARTEN	VORHERRSCHENDE SYMPTOME
PMS A „Dr. Jekyll und Mr. Hyde"	**Angst:** Wut, Reizbarkeit, grundlos weinen, verbale und manchmal auch körperliche Beleidigungen, Kontrollverlust
PMS D „Tief im Keller sein"	**Depression:** Verwirrtheit, Ungeschicklichkeit, Vergesslichkeit, Verschlossenheit, Ängstlichkeit, Paranoia, Suizidgedanken, sehr selten Selbstmordversuche
PMS H „Lust auf Kohlenhydrate"	**Heißhungerattacken:** meist auf Süßes oder Schokolade, Milchprodukte, auch Käse, manchmal Alkohol oder Essen überhaupt
PMS K „Schweres Herz"	**Schwere oder Kopfschmerz:** Die Speicherung von Flüssigkeit führt zu Kopfschmerz, Brustempfindlichkeit, aufgedunsenem Bauch, Gewichtszunahme

Menstruationsbedingte Verschlimmerung

Bei Frauen mit chronischen Erkrankungen können sich die Beschwerden vor ihrer Periode verstärken. Man spricht in diesem Zusammenhang von einer menstruationsbedingten Verschlimmerung. Dies kann bei Arthritis, Diabetes, Epilepsie, aber auch bei chronischen Leiden wie Crohn-Erkrankungen, Reizdarm-Syndrom, Migräne, bei seelischen Problemen wie Depressionen und Essstörungen, bei Allergien wie Asthma, Ekzemen und Heuschnupfen der Fall sein. Diese Frauen könnten auch anfälliger für Infektionen wie Pilzerkrankungen, Blasenkartarrh, Abzesse, Hautentzündungen und Herpes sein. Was die menstruationsbedingte Verschlimmerung von PMS unterscheidet, ist, dass die Symptome die ganze Zeit vorhanden sind, sich vor der Periode nur noch verstärken. Sogar wenn die Symptome körperlich nicht schwerwiegend sind, fühlen sich die betroffenen Frauen vor ihrer Blutung schlechter. Sie kommen möglicherweise den ganzen Monat recht gut zurecht, aber vor Ihrer Periode sind Sie gereizter oder verzweifelter Stimmung.

Der Arztbesuch

Wenn PMS in Ihrem Leben nur eine untergeordnete Rolle spielt, kommen Sie wahrscheinlich mit den Selbsthilfe-Tipps, die Sie im nächsten Kapitel finden, recht gut zurecht. Wenn PMS Sie aber Monat für Monat niederdrückt und Ihr Leben und Ihre Beziehungen ernsthaft durcheinander bringt, ist es besser, medizinische Hilfe zu suchen.

Es gibt einige gute Gründe, um zum Arzt zu gehen, nicht nur, um beruhigt zu werden. In der Vergangenheit wurde die Behandlung meist nach dem Prinzip Erfolg oder Misserfolg vorgenommen. Ziel war, die Symptome besser zu steuern. Die Entdeckung, dass es zwischen Gehirn und Körper eine enge Beziehung gibt, hat zu effektiveren Behandlungen geführt, welche die Symptome lindern und manchmal auch beseitigen können. Sie funktionieren nicht bei jeder Frau, aber da, wo sie es tun, kann die Erleichterung riesig sein. Es gibt noch eine Reihe anderer Behandlungsmethoden, die bei bestimmten Symptomen wie der Aufgedunsenheit helfen können. Ihr Arzt wird Ihnen wahrscheinlich nicht nur Medikamente verschreiben, sondern Ihnen einige praktische Tipps geben, wie Sie PMS besser in den Griff bekommen können.

Die Diagnose

Vor der Diagnose PMS wird der Arzt Ihre medizinische Vorgeschichte erfahren wollen und Ihnen einige Fragen stellen, z. B. nach Ihrer Gesundheit und Ihrer Lebensführung. Er kann Sie zu Ihren Ess- und Trinkgewohnheiten befragen, wissen wollen, wieviel Sport Sie treiben und was für einen Job Sie ausüben, ob Sie rauchen, allein oder mit jemandem zusammenleben bzw. verheiratet sind und ob Sie Kinder haben.

Es gibt keine spezifischen Tests für die PMS-Diagnose. Der Arzt kann jedoch einige Untersuchungen für nötig halten, um ernsthaftere Erkrankungen, etwa Depressionen oder andere emotionale Probleme auszuschließen. Auch eine Überfunktion der Schilddrüse oder gynäkologische Störungen sollten abgeklärt werden. Der Arzt wird zudem prüfen, ob Ihre Symptome mit PMS oder der menstruationsbedingten Verschlimmerung bereits existierender Probleme (siehe Seite 32) in Verbindung stehen. Sie können Ihren Arzt unterstützen, wenn Sie einen Menstruationskalender führen. Über zwei bis drei Monate sollten darin die Details aller Symptome festgehalten werden. Wie Sie so einen Kalender führen können, steht auf Seite 32. Möglicherweise wird Ihr Doktor Ihnen auch einen Fragebogen oder eine Symptomeskala aushändigen. Wenn Ihre Monatsblutung oder Ihre Symptome unregelmäßig sind, dürften die Kalendereintragungen wenig aufschlussreich sein. In solch einem Fall könnte Ihr Arzt zur Unterstützung einer Diagnose Ihre Eisprung-Eintragungen (Temperaturkurve) zur Hand nehmen, um Ihre Symptome besser beurteilen zu können. PMS wird nur diagnostiziert, wenn die Symptome mit der zweiten Hälfte des Menstruationszyklus in Verbindung stehen.

Wie kann der Arzt Ihnen helfen?

Wenn er oder sie erst einmal eine Vorstellung von Ihren Symptomen haben, wird Ihr Arzt die Schwere der Beschwerden prüfen und untersuchen, ob sie vorwiegend körperlicher oder seelischer Natur sind oder eine Mischung aus beiden. Wenn Ihre Beschwerden relativ leicht sind und Sie einigermaßen gut mit ihnen zurechtkommen, wird Ihr Arzt Ihnen einige Ratschläge zu Ihrer Lebensführung mit auf den Weg geben (siehe nächstes Kapitel).

Sollten Ihre Symptome schwerwiegender sein, wird er Ihnen wahrscheinlich ein Rezept ausstellen und Ihnen eines der Mittel verschreiben, die bei der Behandlung von PMS helfen. Eine Liste der möglichen Behandlungen finden Sie ab Seite 44.

In einigen Fällen – wenn Ihre Beschwerden besonders ernst sind und die Diagnose nicht hundertprozentig gestellt werden kann – wird Ihr Arzt Sie an einen Gynäkologen oder an einen Psychiater überweisen.

Wenn Sie nicht zu den wenigen Glücklichen gehören, dem sofort geholfen werden kann, wird es einige Zeit dauern, bis die richtige Kombination aus Medikament und Selbsthilfe gefunden wird. Wenn Ihnen eine Behandlung nicht hilft, sollten Sie erneut zum Arzt gehen.

Wenn Ihnen Ihr Arzt nicht weiterhilft

Britischen Untersuchungen (British National Association for Premenstreull Syndrome) zufolge sind Frauen nach dem Besuch bei ihrem Arzt nicht zufrieden gestellt, obwohl 66 Prozent aller Mediziner das prämenstruelle Syndrom ernst nehmen. Andere Untersuchungen zeigen, dass über 80 Prozent aller Ärzte auf die Behandlung von PMS schlecht vorbereitet sind.

Es kann schon ziemlich frustrierend sein, wenn Sie sich nicht verstanden fühlen. Schließlich kostet es Überwindung, sich aufzuraffen und zum Arzt zu gehen. Trotzdem: Geben Sie nicht auf. Wenn Ihr Doktor Ihnen nicht helfen kann, holen Sie eine zweite Meinung ein oder wechseln Sie den Arzt. Vielleicht befindet sich ganz in Ihrer Nähe auch eine PMS-Selbsthilfegruppe. Sie wird Ihnen mit der Adresse eines kompetenten Arztes weiterhelfen können.

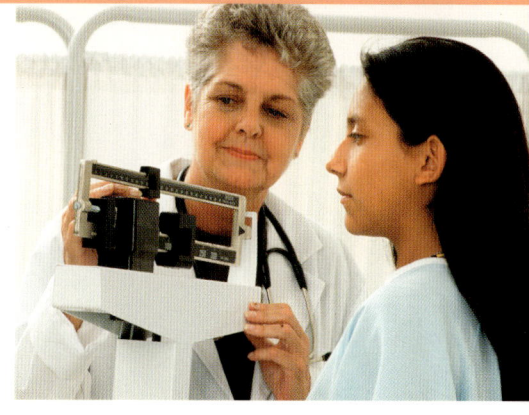

OBEN: Wenn PMS erheblichen Einfluss auf Ihre Lebensgestaltung hat, ist es besser, einen Arzt aufzusuchen.

Bevor Sie zum Arzt gehen

Machen Sie zu folgenden Fragen Notizen, das hilft Ihrem Arzt bei der Diagnose:

→ Wie lange leiden Sie schon an PMS?

→ Wann begannen die Symptome und in welchem Zusammenhang, etwa nach der Schwangerschaft oder nach dem Absetzen der Pille?

→ Zu welchem Zeitpunkt setzen die Symptome ein: wann tauchen sie erstmals auf und wie lange bleiben sie? Hier hilft der Menstruationskalender.

→ Sind Ihre Symptome vorwiegend körperlicher oder seelischer Art?

→ Verschlimmern Ihre Symptome andere Leiden (siehe Seite 32), verändert sich etwa, wenn Sie Diabetes haben, Ihr Blutzuckerspiegel?

→ Welche Symptome haben Sie, z. B. Migräne?

→ Was machen Sie selbst dagegen, welche rezeptfreien Mittel haben Sie ausprobiert und welche ergänzenden Therapien?

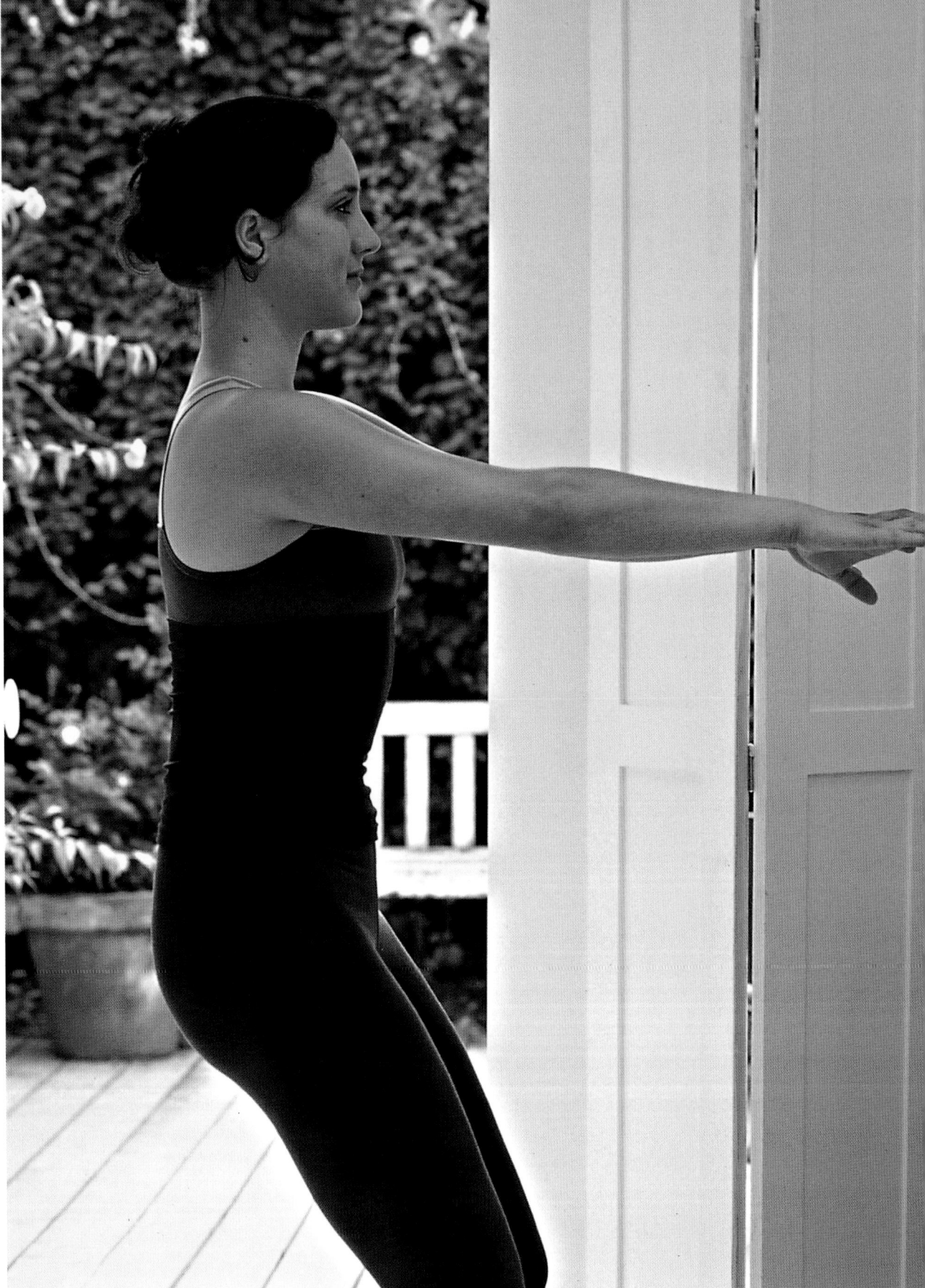

Wenn Ihre Beschwerden nur schwach sind, dürfen Sie sich freuen: Es gibt eine Reihe von Möglichkeiten, leichte PMS-Symptome zu minimieren. Es kommt ganz einfach auf Ihren Lebensstil an. Doch auch wenn Sie stärker betroffen sind und PMS Ihr Leben weitaus mehr berührt, können die im folgenden Kapitel aufgeführten Selbsthilfetipps Sie darin unterstützen, PMS besser in den Griff zu bekommen und die auftretenden Beschwerden deutlich zu lindern.

Im Folgenden finden Sie praktische und leicht verständliche Informationen darüber, was Sie tun können, um mit den Beschwerden besser zurechtzukommen. Dazu gehört unter anderem, dass Sie auf Ihre Ernährung achten. Sie erfahren etwas über sinnvolles Körpertraining und wie Sie einen Trainings-Behandlungsplan aufstellen, der Ihnen gut tut. Damit nicht genug. Tipps zur Entspannung und für einen erholsameren Schlaf schließen sich an. Zudem geht es um Stressmanagement, denn Angst und Anspannung können häufig die Symptome verschlimmern. Zuguterletzt geht es darum, sich Unterstützung zu holen, damit Sie mit Ihren Problemen nicht allein sind.

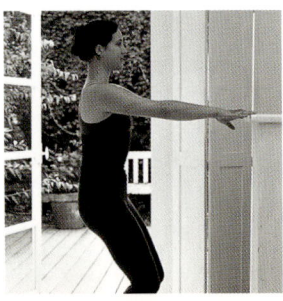

So helfen
Sie sich selbst

Ist es PMS?

Der erste Schritt auf Ihrem Weg, die Symtome zu steuern, ist das Führen eines Menstruationskalenders. Wenn Ihre Beschwerden regelmäßig – über zwei oder drei Zyklen – nach dem Eisprung beginnen, ist klar, dass Sie PMS haben. Sollten Ihre Symptome jedoch kein klares Schema aufweisen, den ganzen Monat über immer wieder auftauchen oder gar am Anfang Ihres Zyklus, dann ist PMS nicht Ihr Problem.

Allerdings müssen Sie nicht zwei oder drei Monate abwarten, bevor Sie die folgenden Maßnahmen ergreifen können. Denn ob Sie nun PMS haben oder nicht: Wenn Sie gesünder leben, fühlen Sie sich allemal besser.

Der Menstruationskalender

Das Anlegen und Führen eines Menstruationskalenders ist eine gute Sache. Sie können sich Stichworte in ein Notizbuch oder Tagebuch machen oder eine Tabelle erstellen, wie Sie sie auf der gegenüber liegenden Seite finden. Den Kalender sollten Sie stets in Ihrer Nähe haben, neben dem Bett, in Ihrer Hand- oder Brieftasche bzw. in einer Küchen- oder Schreibtischschublade. Gewöhnen Sie sich an, immer zur selben Zeit Ihre Eintragungen zu machen. Am besten Sie tragen nur die wichtigsten Symptome ein, da alles andere verwirrend und ein Muster nur schwer erkennbar ist, wenn Sie jedes noch so kleine Detail notieren.

**RECHTS: Ein Menstruations-
kalender hilft Ihnen, be-
stimmte Muster zu erkennen.
Zudem können Sie feststellen,
was Ihre Symptome ver-
schlimmert oder bessert.**

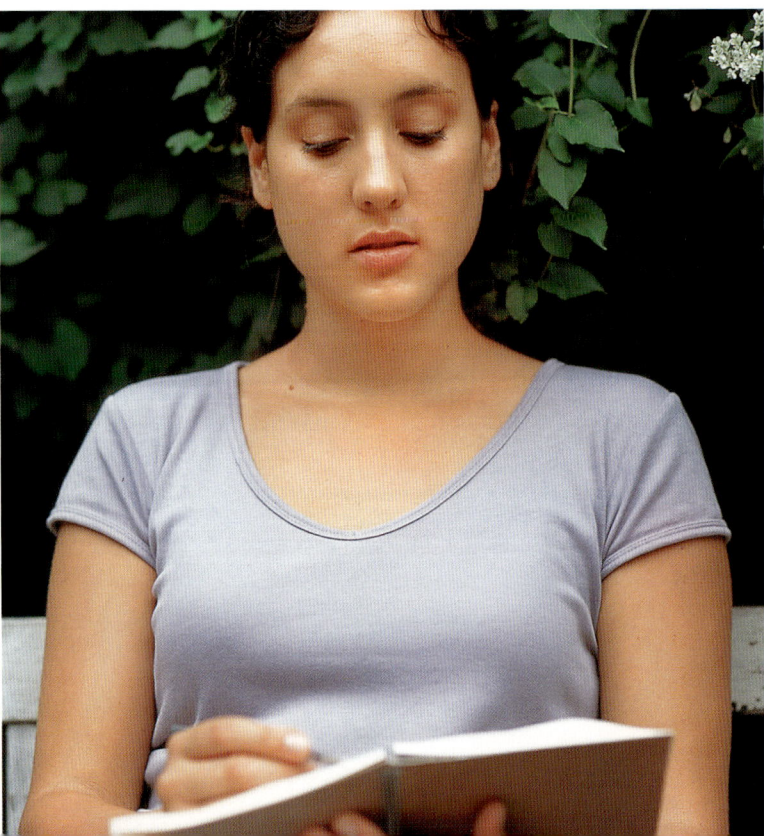

Das sollten Sie notieren

→ Den Tag Ihres Menstruationszyklus, an dem Sie Symptome empfinden

Denken Sie daran: Tag 1 ist der erste Tag Ihrer Blutung (richtiges rotes Blut im Gegesatz zu Schmierblutungen)

→ Spezifische Symptome

→ Sind die Symptome schwach, mittelstark oder heftig – Sie können Sie mit einer Skala von 1–5 bewerten

→ Die Tage Ihrer Periode

Außer den Symptomen sollten Sie Folgendes berücksichtigen (machen Sie eine Eintagung in Ihrem Notizheft oder auf einem extra Blatt):

→ Was haben Sie an diesem Tag gegessen und getrunken?

→ Wie haben Sie in der Nacht geschlafen?

→ Wie war das Wetter?

→ Waren Sie auf einer Reise?

→ Haben Sie Sport getrieben?

→ Sind Sie chronisch krank und unter welchen Beschwerden leiden Sie?

→ Welche Medikamente nehmen Sie ein (auch frei verkäufliche) und welche ergänzenden Therapien machen Sie?

→ Alles, was Sie empfinden, ist von Bedeutung – vielleicht hatten Sie einen stressigen Termin während Ihrer Arbeitszeit, ein Treffen in der Schule Ihrer Kinder, vielleicht hatten Sie Streit mit Ihrem Partner oder waren auf einer Party

Sobald Sie Ihre Beschwerden und die Zeit, in der sie auftreten, erfasst haben, werden Sie wahrscheinlich ein Muster erkennen. Mit dieser Information können Sie damit anfangen, Ihren Lebensstil einem so genannten Feintuning zu unterziehen.

Menstruationssymptome

Tag	Details	Skala (1–5)	Tage der Periode	Bemerkungen

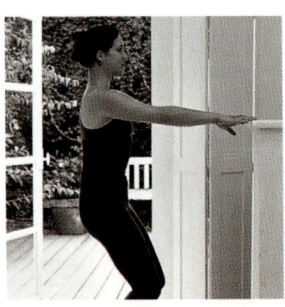

**So helfen
Sie sich selbst**

Essen und Alkohol

Eine bessere Ernährung trägt einiges zur Linderung Ihrer Symptome bei. Am Ende eines viel beschäftigten Tages sind wir eher geneigt, eine Fertigmahlzeit aus dem Tiefkühlfach zu fischen oder irgendetwas, etwa eine Pizza, zu bestellen, als dass wir uns in die Küche stellen und eine frische Mahlzeit zubereiten würden. Wenn dies ab und zu geschieht, ist das nicht weiter schlimm. Allerdings können die Beschwerden zunehmen, wenn Sie regelmäßig so essen, denn Ihr Körper bekommt dabei nicht genügend Nährstoffe. Mehr über die Ernährung erfahren Sie ab Seite 66.

Körperliche Bewegung

Das Beste, was Sie gegen Ihre Beschwerden tun können, ist, Ihre Aktivität zu steigern. Körperliches Training hat schier endlose Vorteile: bessere Kreislauffunktionen, stärkeres Herz und kräftigere Lunge, mehr Energie und Schwung, weniger Infektionen, bessere Stimmung und tieferer Schlaf.

Zahlreiche Studien haben es bewiesen: Menschen, die sich körperlich bewegen und Sport treiben, bekommen einen Energie- und Stimmungsschub, der mindestens eine Stunde nach dem Training noch anhält. Untersuchungen zufolge hilft körperliche Aktivität vor allem bei PMS. Frauen, die in einem der zahlreichen Forschungsprogramme regelmäßig ein Lauftraining absolvierten, hatten weniger Brustspannungen, Wasseransammlungen, Depressionen und Stress – und das noch sechs Monate danach. Im Vergleich dazu litt die inaktive Gruppe weiterhin an den Symptomen.

Welche Arten von Training gibt es?

Ein 15–20-minütiger flotter Spaziergang hebt bereits Ihre Stimmung. Aber um den maximalen Effekt davonzutragen, sollten Sie Studien zufolge täglich 30 Minuten aktiv sein. Wenn Sie bis jetzt keinen Sport getrieben haben oder nur wenig, versuchen Sie, ganz langsam mehr Aktivität in Ihr Leben zu bringen und diese weiter aufzubauen.

Viele Frauen, die mit dem Körpertraining angefangen haben, fühlen sich so gut, dass sie es nicht mehr missen möchten. Natürlich gibt es auch Frauen, die dem Sport überhaupt nichts abgewinnen können. Aber auch sie halten es durch, weil sie besser aussehen möchten, sich fitter fühlen wollen, mehr Energie haben und ihre Gesundheit im Auge behalten möchten.

Um absolut fit zu werden, müssen Sie drei Trainingsarten in Ihren Übungsplan aufnehmen: aerobe Übungen für Herz und Lunge, Krafttraining für Ihre Muskeln und Dehnübungen für Ihre Beweglichkeit (Geschmeidigkeit).

AEROBE ÜBUNGEN

Dazu gehören alle Übungen, die Sie ins Schwitzen und leicht außer Atem bringen, etwa Rad fahren, Tanzen, Laufen, Walking und Schwimmen.

Gewöhnen Sie sich an das Training

→ Beginnen Sie Ihr Trainingsprogramm in der ersten Phase Ihres Zyklus, wenn Sie mehr Energie haben und motiviert sind.

→ Versuchen Sie, Ihr Leben bewusst aktiver zu gestalten: Steigen Sie eine Station früher aus dem Bus, steigen Sie Treppen statt mit dem Fahrstuhl zu fahren, legen Sie die Fernbedienung Ihres Fernsehers weiter weg.

→ Kaufen Sie sich einige Fitnessmagazine. Sie erhalten jede Menge Inspirationen, was Sie zu Hause oder in der Turnhalle bzw. im Gymnastikstudio machen können.

→ Machen Sie etwas, was Ihnen Spaß bringt. Die meisten Menschen finden Zeit für etwas, was sie mögen. Wenn Sie keinen Spaß daran haben, geben Sie die Sache wahrscheinlich auf, insbesondere wenn Sie an PMS-Symptomen leiden.

→ Experimentieren Sie ein wenig herum und probieren Sie die unterschiedlichsten Sportarten aus.

→ Planen Sie Ihr Training wie jede andere Aktivität auch. Wenn der Termin in Ihrem Terminkalender steht, werden Sie schon zum Training gehen. Wenn Sie wenig Zeit haben, trainieren Sie morgens vor der Arbeit, in der Mittagspause oder abends.

→ Motivieren Sie sich selbst. Vielleicht wollen Sie sich einer Gruppe anschließen oder mit Ihrem Freund oder Partner trainieren. Vielleicht wollen Sie aber auch viel lieber ganz allein in Ihren vier Wänden vor sich hin werkeln.

→ Lassen Sie sich in einem Fitnesscenter individuell fördern. Wenn Sie keine Lust auf ein Studio haben, können Sie sich auch einem Volkshochschulkurs anschließen. Die geringe Teilnehmerzahl macht es möglich, auf den Einzelnen einzugehen. Sagen Sie Ihrem Kursleiter, wenn Sie an PMS-Symptomen leiden. Er wird das Programm entsprechend ändern.

→ Essen Sie eine Stunde vor dem Training einen kohlenhydratreichen Snack oder eine leichte Mahlzeit. Vermeiden Sie einen Blutzuckerabfall, das macht Sie müde.

→ Vorsichtig: Wenn Sie einmal einen Termin auslassen, machen Sie sich nicht verrückt und geben Sie nicht auf. Machen Sie am nächsten Tag da weiter, wo Sie aufgehört haben.

→ An Tagen, an denen Sie sich sich nicht topfit fühlen, sollten Sie Ihre Übungen nicht ganz vernachlässigen. Machen Sie etwas weniger Anstrengendes, z. B. einige einfache Yoga-Übungen statt Power Yoga.

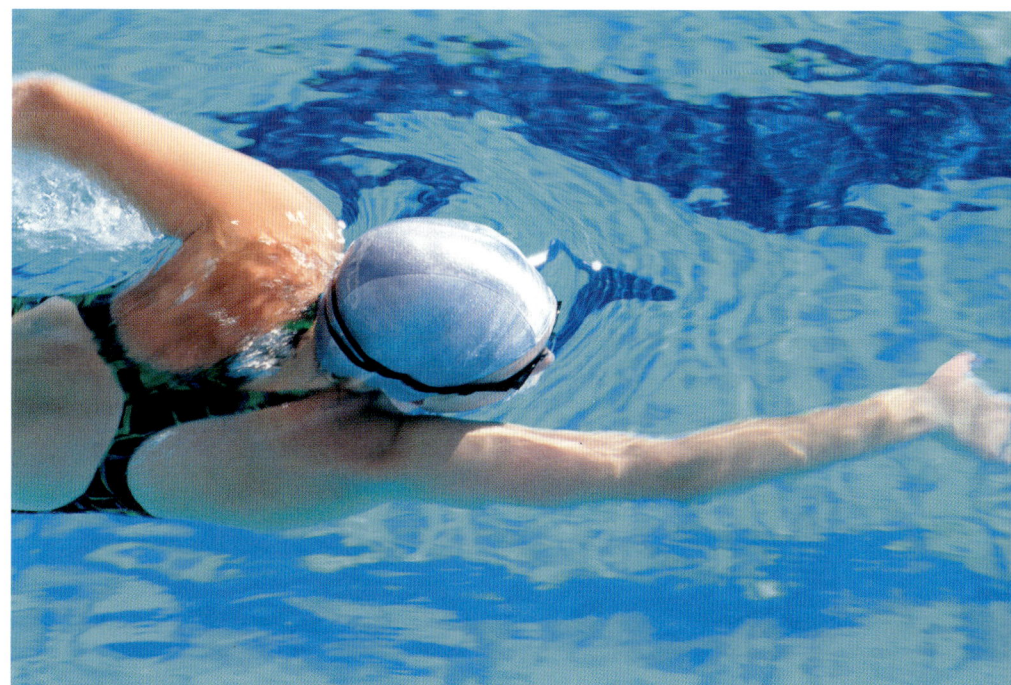

RECHTS: Aerobe Übungen wie Schwimmen kräftigen Herz und Lunge.

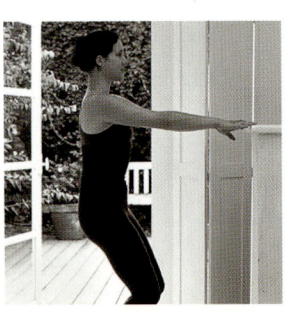

So helfen
Sie sich selbst

Aerobe Übungen stärken Herz und Lunge. Sie fördern auch die Fettverbrennung und können prämenstruelle Gewichtszunahme und Aufgedunsenheit auffangen. Aerobe Übungen (auch kardiovaskuläres Training) setzen zudem Glückshormone frei, die so genannten Endorphine. Sie wirken wie ein natürliches Antidepressivum und bezwingen Verstimmungen und Stimmungsschwankungen. Eine Studie, an der 23 Frauen teilnahmen, machte deutlich: Frauen, die kardiovaskuläres Training machten, spürten eine deutlichere Verbesserung ihrer Symptome als Frauen, die sich auf Krafttraining beschränkten. Aerobe Übungen vermindern zudem Flüssigkeitsansammlungen. Grund: Die allgemeine Zirkulation funktioniert besser, weil Sie schwitzen.

KRAFTTRAINING

Für gesunde und kräftige Muskeln und für gesunde Knochen ist Krafttraining sehr hilfreich. Zudem verschafft es Linderung bei den körperlichen PMS-Beschwerden. Möglicherweise befürchten Sie, durch das Krafttraining Muskeln aufzubauen und maskulin auszusehen. Doch das ist nicht der Fall: Frauen bilden nicht so schnell Muskelpakete, da sie nicht ausreichend über Testosteron, das Body-Building-Hormon verfügen.

Das Arbeiten mit Gewichten bringt Sie jedoch in Form. Ihre Gestalt wird fester und straffer und Sie passen besser in Ihre Hosen – sogar an Tagen, wo Sie etwas mehr wiegen und aufgedunsen sind. Krafttraining stärkt zudem Ihre Knochen. Das beugt der Entstehung von Osteoporose im höheren Alter vor.

Krafttraining hilft auch, das Gewicht unter Kontrolle zu halten – ein nicht unerheblicher Faktor, wenn Sie in der prämenstruellen Phase etwas zunehmen. Das liegt daran, dass Muskelgewebe metabolisch stärker aktiv ist als anderes Körpergewebe. Und das Schönste an allem: Die Fettverbrennung geht noch weiter, auch wenn Sie schon wieder auf dem Sofa sitzen und einfach nichts tun!

So funktioniert Krafttraining

→ **Arbeiten Sie mit Kraftgeräten in Fitnessstudios.**
→ **Arbeiten Sie mit freien Gewichten – zu Hause oder im Fitnesscenter.**
→ **Trainieren Sie mit einem elastischen Band (Thera), das es in Sportgeschäften gibt.**
→ **Trainieren Sie mit Ihrem eigenen Körpergewicht, machen Sie Liegestützen oder Bauchübungen.**
→ **Probieren Sie Methoden wie Yoga oder Pilates. Beide nutzen das Körpergewicht, um Kraft aufzubauen und die Geschmeidigkeit zu fördern.**

RECHTS: Das Trainieren mit Hanteln (Krafttraining) verringert ganz entscheidend die körperlichen PMS-Symptome.

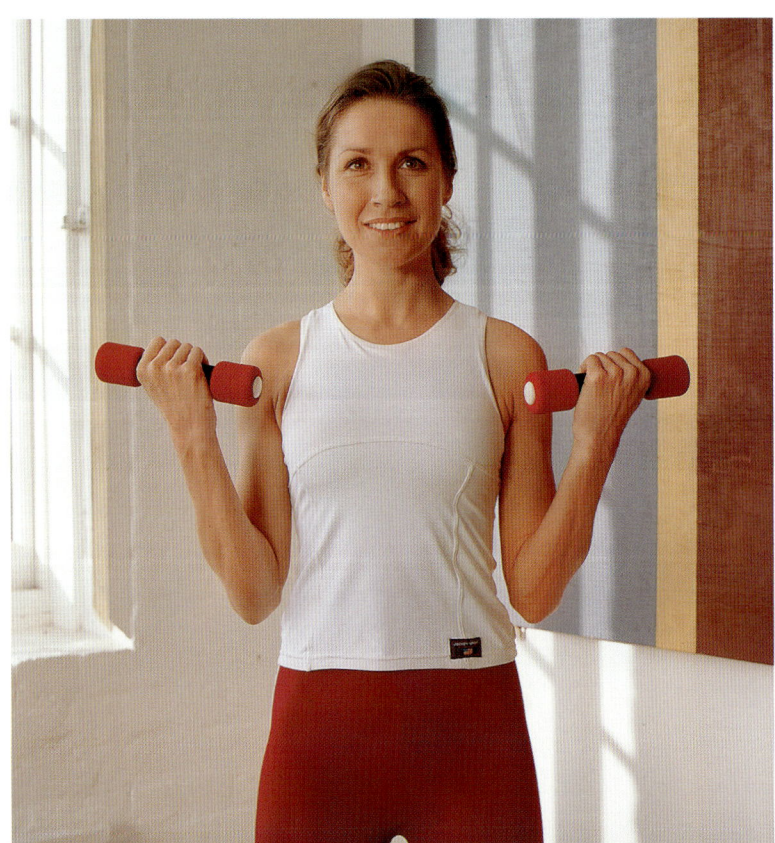

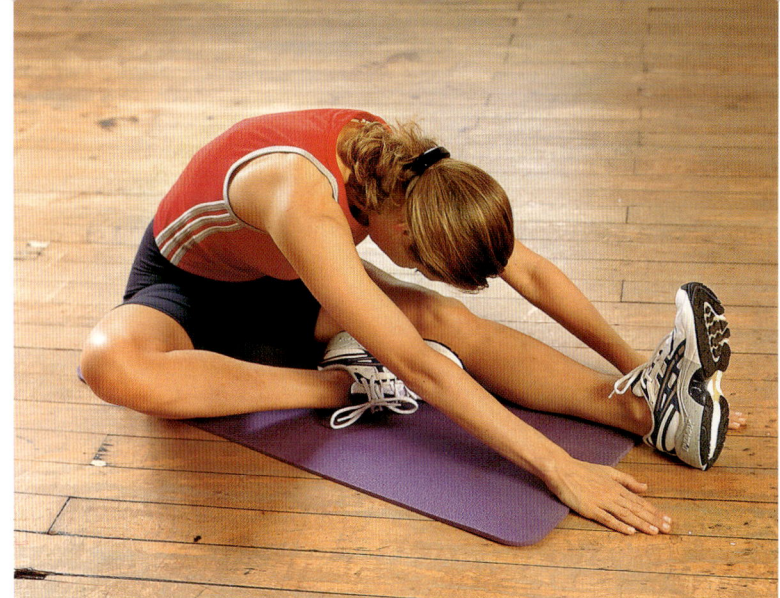

LINKS: Stretching verlängert Ihre Muskeln und entspannt Ihre Seele. Sie haben hinterher mehr Energie und fühlen sich weniger schlapp.

Wie macht man Stretching?

→ Viele Studios haben einfache Dehnübungen auf Tafeln an den Wänden angebracht.

→ Aerobic- und Tanzkurse sollten jeweils fünf Minuten Stretching als Warm-Up und Cool-Down beinhalten. Plié-Übungen sind eine der besten Formen, sich zu dehnen.

→ Yoga und Pilates basieren auf Stretching. Zudem bauen sie Kraft und Wohlbefinden auf.

→ Bodywork (etwa Thai-Massage) beinhaltet passives Stretching – das heißt, ein anderer dehnt Ihre Muskeln. Das kann besonders gut tun, wenn Sie an PMS-Symptomen leiden.

→ Tai Chi ist eine aktive Meditationsform, die Stretchingelemente enthält.

GESCHMEIDIGKEIT UND STRETCHING

Geschmeidigkeit ist bedeutend für Ihre Vitalität und Fitness, wird aber meist vernachlässigt. Harte Muskeln beschränken Ihre Bewegungsfreiheit und können zu Verletzungen führen. Wenn Sie flexibel sind, bewegen Sie sich graziler und Sie können leichter atmen. Tägliches Stretching ist der Schlüssel für mehr Geschmeidigkeit: Wenn Sie dehnen, entspannen sich Ihre Muskeln, sie werden länger und elastischer. Vor und nach dem Training sollten Sie immer Dehnübungen machen. Das bereitet Ihre Muskeln vor und lässt sie sich schneller wieder erholen. Stretching ist zudem entspannend und viatlisierend. Wenn Sie an prämenstrueller Schlappheit und Müdigkeit leiden, können Sie mit einigen Dehnübungen die Gefühle bezwingen.

Stressbewältigung

Wie Sie im vorherigen Kapitel gelesen haben, ist das stressreiche Leben, das viele Frauen heute führen, an der Entstehung von PMS nicht ganz unbeteiligt. Untersuchungen zufolge ist der alltägliche (und damit dauerhafte) Stress, etwa ein Verkehrsstau, das Verpassen der Bahn, der Verlust eines Schlüssels oder die Kinder im allerletzten Moment zur Schule bringen zu müssen viel schlimmer als einmaliger Stress, den eine Scheidung oder ein Trauerfall bereiten.

Stress ist im Allgemeinen ein Zeichen dafür, dass Ihr Leben im Ungleichgewicht ist. Der erste Schritt, um Stress zu kontrollieren, besteht also darin, einen intensiven Blick auf Ihr Leben zu werfen. Mancher Stress kann vermieden werden. Und zuviel Stress führt meist zum Burnout. Was auch immer Ihnen Stress bereitet, Sie werden leichter damit fertig, wenn Sie körperlich fit sind, sich ausgewogen und nährstoffreich ernähren. Es gibt zudem einige Stresstechniken, die Sie anwenden können, wenn Sie an PMS leiden – aber auch sonst.

Jeder reagiert anders auf Stress. Das Wichtigste ist, dass Sie die Situationen, die Sie stressen, ins Visier nehmen, sie verändern oder noch besser vermeiden oder Wege finden, Ihre Reaktionen in den Griff zu bekommen.

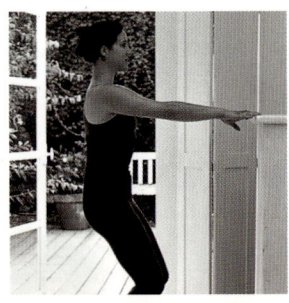

So helfen
Sie sich selbst

Ein hilfreicher Schritt in Richtung Stressbewältigung besteht darin, Situationen in einem positiveren Licht zu betrachten, indem man die eigenen Denkmuster verändert. Psychologen fanden heraus, dass vor allem Perfektionisten schnell deprimiert und gestresst sind. Sie sehen gewöhnlich alles negativ und das führt dazu, dass ihre Stimmung eher einbricht. Wenn Sie lernen sich zu entspannen, können Sie diesen Teufelskreis durchbrechen. Das wiederum hat positive Auswirkungen auf Ihre Stimmung.

STRESSPROGRAMM

Möglicherweise liegt das Geheimnis der Stressreduzierung darin, auf Stress vorbereitet zu sein. Einiges können Sie nicht verhindern, etwa einen plötzlichen Todesfall. Viele stressreiche Situationen jedoch können Sie bereits im Voraus kommen sehen und deshalb Schritte unternehmen, um das Ganze zu entschärfen.

Wenn Sie etwa zu denjenigen gehören, die alles auf die letzte Minute erledigen – egal, ob es sich um einen Termin oder ein Treffen handelt oder darum, eine Rechnung zu bezahlen –, ist das Leben stressreicher als wenn Sie Pufferzeiten einkalkulieren. Planen Sie einfach doppelt so viel Zeit für etwas ein, als Sie meinen zu benötigen. Wenn das nicht klappt, können Sie sich selbst austricksen, indem Sie Ihre Uhren eine Viertelstunde vorstellen. Lassen Sie Ihre Rechnungen per Lastschriftverfahren abbuchen oder machen Sie entsprechende Notizen in Ihrem Terminkalender.

UNTEN: Nutzen Sie die unten stehende Tabelle und machen Sie darin Eintragungen. Es hilft, mit PMS besser umzugehen.

B = Brustempfindlichkeit

K = Kopfschmerz

R = Reizbarkeit

M = Menstruation

	Jan.	Febr.	März	April	Mai	Juni	Juli	Aug.	Sept.	Okt.	Nov.	Dez.
1		B,R	B,K,R	M								
2		B,K,R	B,K,R	M								
3	M	K	R									
4	B,R	M,K	M,K									
5	B,K,R	M	M									
6	K	M	M									
7	M	M	M									
8	M	M										
9	M											
10	M											
11	M											
12												
13												
14												
15												
16												
17												
18												
19				R								
20				R								
21				B,K,R								
22				B								
23				B,K								
24			R	R								
25			K,R	M								
26			B,K,R	M								
27			B	M								
28		R	K,R	M								
29			K									
30	K,R		M									
31	R		M									

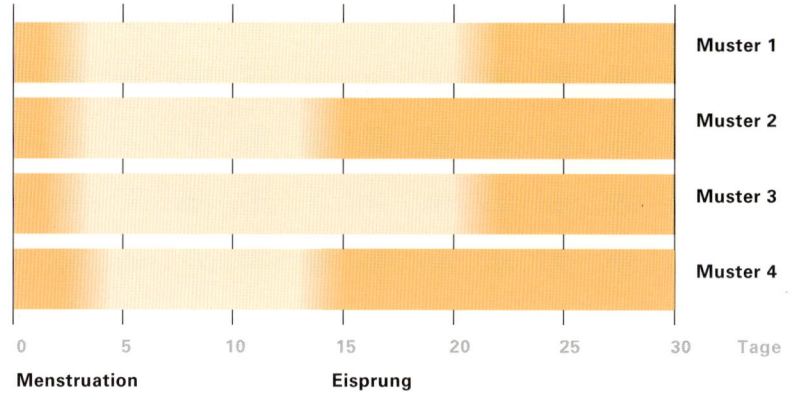

Muster 1

Muster 2

Muster 3

Muster 4

| 0 | 5 | 10 | 15 | 20 | 25 | 30 | Tage |

Menstruation   **Eisprung**

Ruhe und Entspannung

Wenn Sie gestresst sind, ist die Gefahr Alkohol zu trinken oder zu rauchen, um zu entspannen, sehr groß. Möglicherweise haben Sie auch Heißhunger auf Süßes oder Snacks und lassen Ihr Training aus.

Wenn Sie dagegen entspannt sind, verlangsamen sich Atmung, Puls und Blutdruck und sogar Ihre Gehirnwellen sind dann ausgewogener. Lernen Sie, sich zu entspannen, um diese Körperreaktionen an sich selbst zu beobachten. Es gibt viele unterschiedliche Techniken. Suchen Sie sich eine heraus, die Ihnen am besten gefällt.

ZEHN-MINUTEN-ENTSPANNUNG

Die folgende Entspannungstechnik zählt zu den einfachsten. Sie können sie zu Hause anwenden oder auf Ihre Möglichkeiten am Arbeitsplatz übertragen. Sie eignet sich aber auch für das Üben im Zug oder im Flugzeug.

1. Öffnen Sie den Gürtel und lockern Sie enge Kleidung, ziehen Sie Ihre Schuhe aus und setzen Sie sich bequem hin. Ihre Hände ruhen dabei in Ihrem Schoß. Zu Hause können Sie sich auch auf den Boden legen, nehmen Sie dann ein Kissen unter Kopf und Knie.

2. Beginnen Sie bei Ihren Zehen und „marschieren" Sie aufwärts. Spannen und entspannen Sie im Wechsel jede Muskelgruppe – Ihre Füße, Ihre Waden, Ihre Oberschenkel, Ihr Gesäß, Ihren Bauch, Ihre Brust, Ihre Arme und Schultern, Ihr Gesicht und Ihre Kopfhaut. Zum Schluss spannen Sie Ihren ganzen Körper einmal an und e-n-t-s-p-a-n-n-e-n.

3. Atmen Sie ruhig ein und aus. Versuchen Sie nicht, tiefer zu atmen. Sie werden feststellen: Je entspannter Sie sind, desto ruhiger wird Ihr Atem.

4. Bleiben Sie so etwa zehn Minuten sitzen oder liegen. Dann dehnen Sie sich so, wie Sie es am liebsten mögen und stehen auf. Schon diese wenigen Entspannungsminuten helfen Ihnen, Spannungen abzubauen und sich zu regenerieren.

5. Bei Bedarf können Sie Musik von der Kassette oder einer CD laufen lauf en, während Sie die Entspannungsübung machen. Greifen Sie lieber zu Klassikern als zu Heavy-Metal-Gruppen. Vielleicht mögen Sie als Hintergrund auch eine Yoga-Kassette.

LINKS: Es gibt mehrere PMS-Muster. Im ersten Muster sind die Symptome nur in der Woche vor der Periode vorhanden. Im zweiten Muster dauern sie etwa vom Eisprung bis zum Zeitpunkt der Menstruation. Beschwerden, die vom Eisprung bis eine Woche vor der Periode andauern, fallen in das dritte Muster. Im vierten Muster schließlich gibt es Symptome vom Eisprung bis zum Ende der Monatsblutung.

Geben Sie selbst das Tempo vor

Wenn Sie PMS in den Griff bekommen möchten, müssen Sie an den Tagen, an denen Sie betroffen sind, das Tempo selbst bestimmen. Hier findet Ihr Menstruationskalender wieder einen sinnvollen Einsatz, da Sie an Ihren Eintragungen Ihr PMS-Muster erkennen können (siehe Tabellen oben und links). Vermeiden Sie möglichst stressige Situationen, wenn Sie wissen, dass Sie gerade in Ihre prämenstruelle Phase schliddern. Sollte es machbar sein, können Sie wichtige Treffen auf die Woche nach Ihrer Periode verschieben. Vermeiden Sie zudem stressige Reisen oder Ferien und versuchen Sie, Ihre Arbeitsbelastung zu minimieren. Mit PMS teilt Ihnen Ihr Körper vielleicht mit, dass es an der Zeit ist, herunterzufahren und die Dinge lockerer zu sehen. Wenn Sie das akzeptieren können, werden Sie feststellen, dass Ihre Symptome weniger schlimm sind.

UNTEN: In stressigen Zeiten ist man geneigt Alkohol zu trinken. Das jedoch kann die Symptome verstärken.

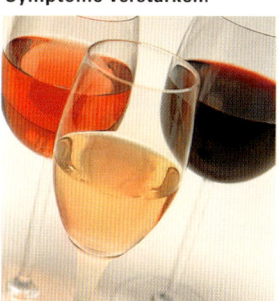

Zehn Schritte zur Entspannung

1. Gehen Sie zehn Minuten spazieren. Atmen Sie tief ein und aus und werfen Sie einen Blick auf Ihre Umgebung.
2. Lesen Sie ein gutes Buch. Lesen ist eine wunderbare Methode, um der Welt zu entfliehen und die Sorgen für einige Zeit zu vergessen.
3. Setzen Sie sich zehn Minuten hin und trinken Sie eine Tasse Kamillentee (siehe rechts) oder eine Tasse Melissentee. Sie enthalten natürliche Beruhigungsmittel.
4. Rufen Sie eine Freundin an. Wenn Sie mit jemanden sprechen, der Sie mag, fühlen Sie sich besser und sind hinterher entspannter.
5. Machen Sie einige Yoga- oder Pilatesübungen oder etwas Stretching.
6. Nehmen Sie ein warmes Bad, dem Sie aromatisches Öl zufügen, etwa Lavendel, Bergamott oder Neroliöl – oder eine Mischung aus allen dreien.
7. Lachen Sie – leihen Sie sich ein witziges Video aus, lesen Sie ein lustiges Buch, durchblättern Sie ein Magazin Ihres Lieblingscartoonisten und tratschen Sie mit einer Freundin. Lachen baut Spannungen ab und hat in vielerlei Hinsicht ähnliche positive Auswirkungen wie Entspannungstechniken.
8. Lassen Sie alles stehen und liegen und gucken Sie einfach zehn Minuten umher. Schauen Sie sich die Welt um sich herum an, das lenkt von der eigenen Perspektive ab.
9. Legen Sie tolle Musik auf und tanzen Sie im Raum umher.
10. Ziehen Sie die Schultern hoch und lassen Sie sie wieder fallen. Entspannen Sie sich. Wiederholen den Satz wie „Das macht doch nichts".

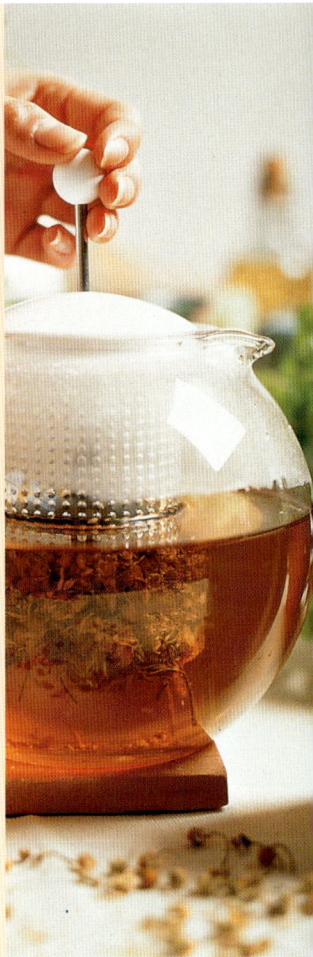

Meditation

Untersuchungen zufolge haben Menschen, die regelmäßig meditieren, einen niedrigeren Blutdruck, einen langsameren Puls, einen besseren Kreislauf und weniger stressbedingte Gesundheitsprobleme als Nicht-Meditierer. Meditation ist kein Mysterium – es handelt sich um eine Technik, die das Geschnatter Ihres Gehirns herunterfährt und Ihnen hilft, sich zu entspannen, indem Sie sich auf Ihre Sinne konzentrieren.

Es gibt unterschiedliche Meditationstechniken, die verschiedene Sinne benutzen. Einige Menschen meditieren gern, indem sie sich auf eine Blume, eine brennende Kerze oder ein interessantes Kunstwerk konzentrieren. Andere nutzen Sprechgesang oder Gesang oder konzentrieren sich auf ein Mantra (ein Wort, das Sie in Gedanken unaufhörlich wiederholen, bis es seine Bedeutung verliert). Wählen Sie ein Wort, das positive Assoziationen auslöst, etwa „Liebe", „Frieden" oder das Hindu-Mantra „Om". Andere wieder stellen sich eine bestimmte Szene vor – einen wunderschönen Strand oder ein Zimmer –, die Sie in Gedanken betreten.

Setzen Sie sich oder knien Sie sich hin und konzentrieren Sie sich auf das von Ihnen gewählte Objekt. Wenn Gedanken auftauchen, lassen Sie sie wie Wolken am Himmel durch Ihr Gehirn ziehen. Lassen Sie sich von den Gedanken nicht durcheinander bringen – beobachten Sie sie und lassen Sie sie vorbeiziehen.

Es kann etwas dauern, bis es richtig gut klappt, und es gibt Tage, an denen es nicht so gut funktioniert wie an anderen. Wenn Sie jedoch am Ball bleiben, werden Sie merken: Es entspannt und bringt die Gedanken wieder ins richtige Lot.

Schlafgewohnheiten

PMS kann Ihren Schlaf stören. Ein Mangel an Schlaf wiederum macht Sie müde, reizbar und niedergedrückt. Ein Teufelskreis entsteht. Schlaf hat sehr viel mit Gewohnheit zu tun. Achten Sie also zu Beginn Ihres Menstruationszyklus auf regelmäßige Schlafenszeiten, so schlafen Sie auch vor Ihrer Periode besser, wenn auch nicht immer unbedingt perfekt.

Wenn Sie nachts nicht besonders gut geschlafen haben, sollten Sie sich tagsüber ein Nickerchen gönnen. Untersuchungen zufolge sind menschliche Wesen durchaus auf Mittagsschlaf programmiert. Wenn es für Sie unmöglich ist, eine Siesta einzulegen, können auch kleine Zehn-Minuten-Nickerchen erholsam sein.

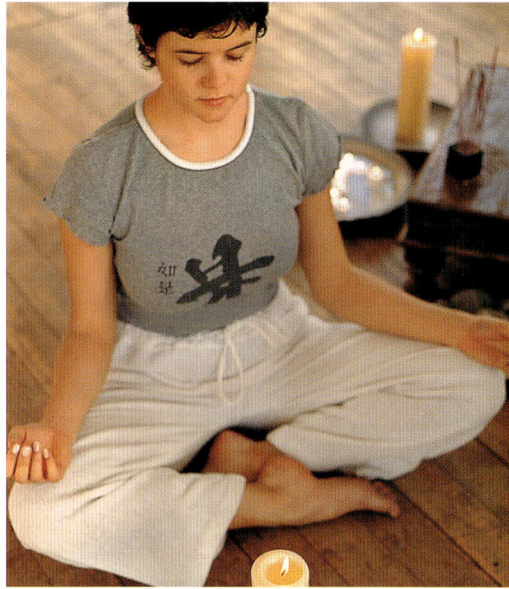

OBEN: Wer regelmäßig Meditationsübungen macht, kann sich besser entspannen und Stress entgegenwirken.

So fördern Sie einen gesunden Nachtschlaf:

→ Versuchen Sie möglichst, jeden Abend um die gleiche Zeit ins Bett zu gehen, damit Ihre Körperuhr sich auf eine feste Schlafenszeit einstellen kann. Stehen Sie auch immer um dieselbe Zeit auf, auch wenn Sie nicht besonders gut geschlafen haben. Wer morgens länger schläft, ist abends später müde.

→ Planen Sie abends Zeit zum Entspannen ein. Legen Sie sanfte Musik auf oder lesen Sie ein beruhigendes Buch. Gucken Sie sich keine Actionfilme an und hören Sie keine aufregende Musik.

→ Trainieren Sie etwas ausgiebiger, das macht müde. Aber machen Sie keinen Sport kurz vor dem Schlafengehen. Eine Yoga-Übung dagegen kann beruhigend auf Sie wirken.

→ Machen Sie Ihr Schlafzimmer zu einer Zufluchtsstätte – werfen Sie Bücher, Zeitungen und Fernseher raus. Wenn Sie renovieren, verwenden Sie beruhigende Farben wie Blau – vermeiden Sie stimulierendes Rot.

→ Ihr Schlafzimmer sollte nicht zu heiß und nicht zu kalt sein. Ideal sind 15 bis 18 °C. Regeln Sie die Temperatur lieber, indem Sie eine zusätzliche Decke benutzen oder weglassen, statt an der Heizung zu drehen.

→ Essen Sie abends nichts zu Schweres. Gehen Sie jedoch auch nicht hungrig ins Bett, denn ein zu niedriger Blutzucker beeinflusst den Schlaf.

→ Ein Glas Milch oder ein kohlenhydratreicher Snack kann hier Anhilfe schaffen. Einen beruhigenden Effekt hat die Aminosäure Tryptophan, die in in Lebensmitteln wie Cottage Cheese, Cashewnüssen und Truthahn steckt.

→ Nehmen Sie ein warmes Bad. Eine höhere Körpertemperatur kann schlaffördernd wirken.

→ Verbannen Sie Tee, Kaffee, Nikotin und andere Stimulanzien in den Nachmittag.

→ Kräutertees wie Kamillen-, Melissen-, Hopfen oder Baldriantee enthalten beruhigende Inhaltsstoffe. Nach einer Tasse können Sie besser schlafen.

→ Wenn Sie nachts aufwachen und länger als eine halbe Stunde wach liegen und nicht wieder einschlafen können, bringt es nichts, wenn Sie sich von einer Seite auf die andere werfen. Stehen Sie auf, machen Sie sich einen beruhigenden Kamillentee oder eine heiße Milch oder machen Sie etwas, das Sie nicht aufregt. Wenn Sie in Zyklen von 90 Minuten schlafen, werden Sie wahrscheinlich ganz natürlich müde, sobald Sie den entsprechenden Punkt Ihres Zyklus erreicht haben.

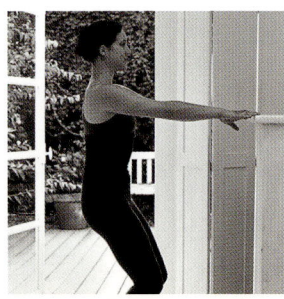

UNTEN: Ein Spaziergang am helllichten Tag hebt Ihre Stimmung und verbannt andere Symptome von PMS.

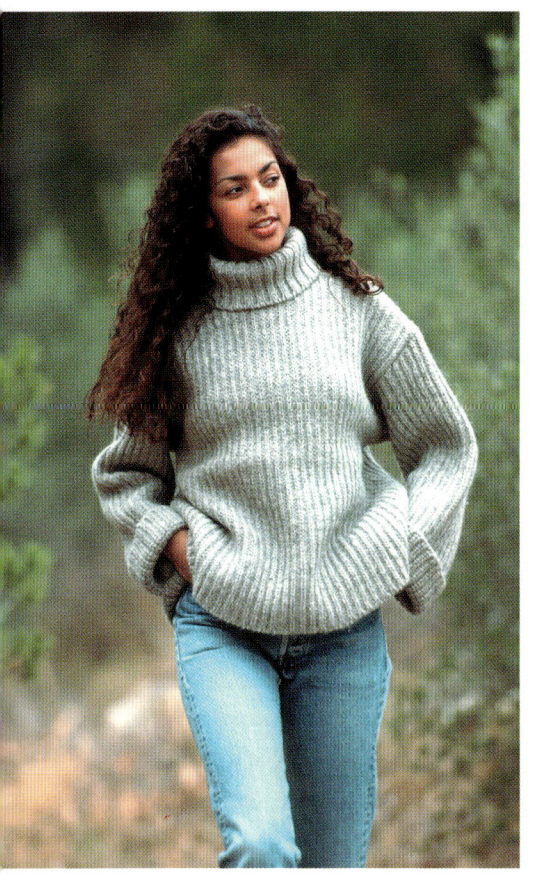

Das Licht sehen

Die Symptome von PMS ähneln auffallend einem anderen Syndrom, der saisonal abhängigen Depression (SAD). Vor allem in den langen dunklen Wintermonaten schlägt sie zu, weshalb man auch gern von der so genannten Winterdepression spricht. Vor allem Frauen sind betroffen. Einige Wissenschaftler glauben, dass wie die SAD auch PMS im Zusammenhang mit einem Lichtmangel stehen könnte. Obwohl die Gründe für die Entstehung der saisonal abhängigen Depression noch nicht genau bekannt sind, geht man davon aus, dass vor allem Menschen, die zuviel Melatonin produzieren, davon betroffen sind. Melatonin ist ein Hormon, das in der erbsengroßen Zwirbeldrüse als Reaktion auf die Botenstoffe des Hypothalamus produziert wird.

Andere Untersuchungen kommen zu dem Ergebnis, dass ein niedriger Serotoninspiegel Ursache der SAD sein könnte. Angesichts der Tatsache, dass der Hypothalamus auch den Menstruationszyklus steuert und Serotonin und andere Neurotransmitter an PMS und PMDS beteiligt sind, macht das durchaus Sinn. Studien haben gezeigt, dass Frauen, die an PMS leiden, ihre Symptome wie Heißhunger, Schlaflosigkeit und Depression mit einer Lichttherapie besser in den Griff bekamen. Schließlich kann ein Spaziergang, den Sie bei Tageslicht machen, die Stimmung heben.

Unterstützung

Wenn Sie sich jeden Monat mit PMS herumschlagen, entsteht leicht das Gefühl des Alleinseins und des Nicht-Verstanden-Werdens. Einer der einfachsten Wege, sich selbst zu helfen, besteht darin, über seine Gefühle zu sprechen. Das nimmt Ihnen auch das Empfinden des Isoliertseins und Sie haben sich besser im Griff.

Freunde und Familie können Sie unterstützen, sofern sie mitfühlend sind. Es kann Ihnen sicherlich helfen, wenn Sie sich den engsten Menschen in Ihrer näheren Umgebung anvertrauen. Nehmen Sie ihre Hilfe in Anspruch, wenn Sie sich so richtig schrecklich fühlen. Vielleicht glauben Sie aber, dass Sie nur jemand verstehen kann, der auch an PMS leidet. In solchen Fällen können PMS-Selbsthilfegruppen sinnvoll sein. Ihr Arzt oder die Krankenkasse kann Ihnen sagen, ob es in Ihrer Nähe eine Selbsthilfegruppe gibt. Möglicherweise wollen Sie auch eine eigene Gruppe ins Leben rufen.

In den letzten Jahren ist die Informationsbeschaffung durch das Internet viel leichter geworden. Viele Gesundheitsseiten enthalten Informationen über das prämenstruelle Syndrom – und einige haben sogar Chatrooms, wo Sie Tag und Nacht mit anderen Betroffenen in Kontakt treten können.

Wenn Freunde und Familienangehörige nicht teilnahmsvoll sind – manchmal sind sie Teil des Problems – und Sie keine Selbsthilfegruppe finden, können Sie sich natürlich auch professionelle Hilfe in Form einer Psychotherapie suchen (siehe Seite 54).

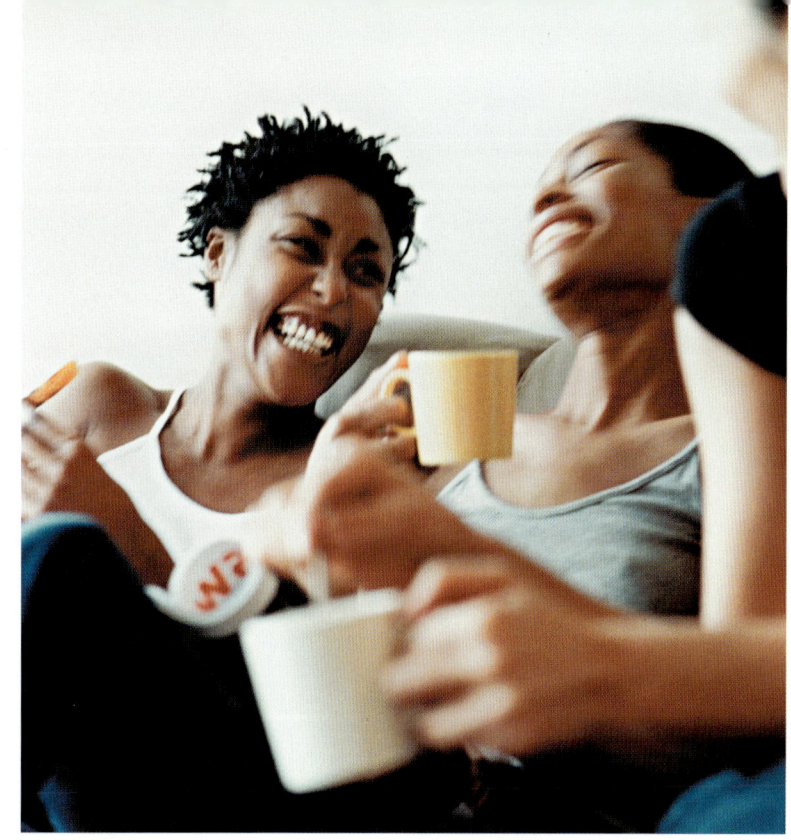

LINKS: Es macht sehr viel aus, ob Freunde und Angehörige Sie unterstützen.

Hat PMS irgendetwas Positives?

Die meisten Frauen finden überhaupt nichts Gutes an ihren monatlichen Beschwerden. Andere dagegen sehen im prämenstruellen Syndrom die Quelle einer neuen Sichtweise und manchmal auch eine Quelle der Inspiration. Die veränderte Wahrnehmung, die Sie bei PMS haben, kann ein Hinweis auf ein Lebensereignis sein, mit dem Sie leben müssen. Die meiste Zeit des Monats können Sie damit umgehen, aber wenn Sie unter PMS-Beschwerden leiden, sehen Sie alles aus einer anderen Perspektive. Einige Frauen finden es hilfreich, in ihrer PMS-Phase ein Tagebuch zu führen: Das Sich-von-der-Seele-Schreiben hilft negative Gefühle zu zerstreuen. Sie können natürlich auch die übrige Zeit des Monats Eintragungen ins Tagebuch machen, um zu sehen, ob es irgendwelche Ereignisse gibt, mit denen Sie sich beschäftigen möchten.

Ein anderes Phänomen, das im Zusammenhang mit PMS manchmal beobachtet wird, ist die „prämenstruelle Energie". Frauen, die schreiben, malen oder Musik komponieren, sagen, dass sie vor ihrer Periode oft die kreativsten Ideen haben, auch wenn sie nicht immer danach handeln können. Der Dichter Wordsworth definierte Kreativität als „in Ruhe gesammelte Emotion". Wenn Sie eine Möglichkeit finden, die Emotionen festzuhalten, bis Sie ruhiger sind – nach Ihrer Periode – werden Sie feststellen, dass Sie diese kreativ umsetzen können.

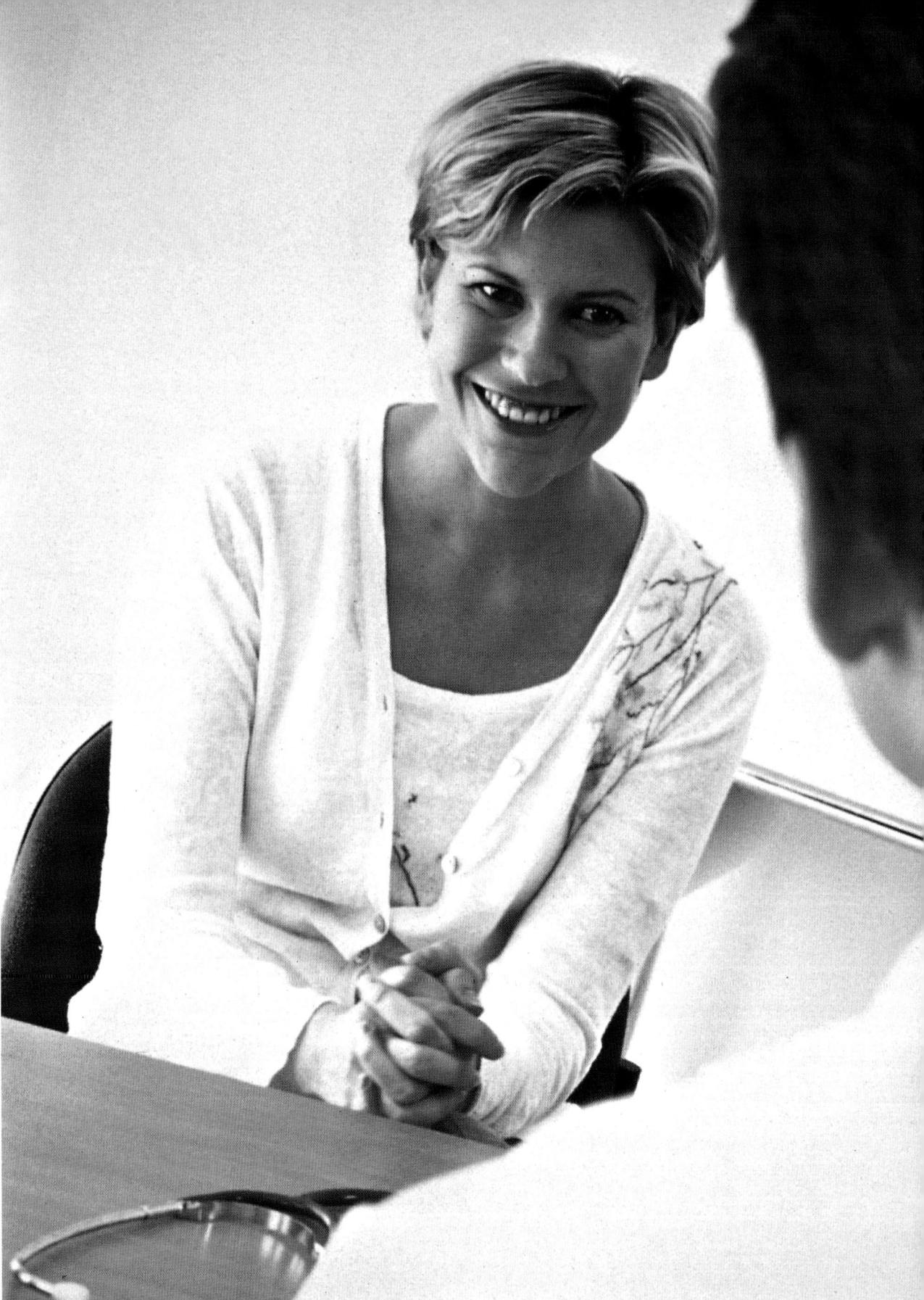

Es gibt ein großes und verwirrendes Spektrum an Behandlungen und Medikationen für das prämenstruelle Syndrom, insgesamt wahrscheinlich mehr als 300. Im Folgenden werden unterschiedliche Medikationen und Substitutionen vorgestellt, die Sie in der Apotheke kaufen oder sich verschreiben lassen können. Gleichzeitig erfahren Sie etwas über andere Behandlungsmethoden, etwa soziale Beratung oder Psychotherapie oder – in extremen Fällen – Operationen, die Ihr Arzt empfehlen könnte. Schließlich geht es um die gängigsten Methoden, Symptome wie Brustspannungen und -schwellungen, Depressionen, Stimmungsschwankungen und Kopfschmerz zu behandeln.

Die Behandlung von PMS unterliegt keiner klaren Wissenschaft, denn die Symptome sind zahlreich, unterschiedlich und selten klar ausgeprägt. Es gibt kein Allheilmittel und einiges Herumprobieren wird erforderlich sein, um die für Sie beste Behandlung oder Kombination zu finden. Der genaue Plan, den Ihr Arzt empfiehlt, hängt von Ihren Symptomen ab und davon, wie schwer die einzelnen Beschwerden sind und wie die Medikamente anschlagen. Sicherlich hängt die Verordnung auch von der persönlichen Erfahrung des Arztes mit entsprechenden Medikamenten ab.

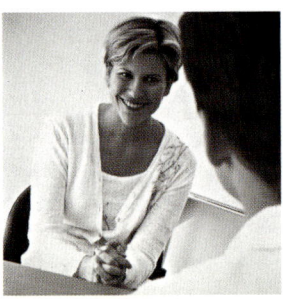

Der medizinische Ansatz

Behandlungsansätze

Viele Ärzte gehen bei der Behandlung von PMS schrittweise vor. Sie beginnen mit einfachen Ratschlägen, die Ihre Lebensführung betreffen, und wenn diese nicht funktionieren, greifen sie zu komplexeren und aggressiveren Formen von Therapien.

Der erste Schritt besteht darin festzustellen, dass Sie unter PMS leiden. Der Arzt wird Ihnen dann einige allgemeine Empfehlungen zur Ernährung, zum körperlichen Training, zur Entspannung, zur Stressbewältigung oder andere Tipps geben, wie Sie Ihr Leben meistern können. Vielleicht verschreibt er oder sie Ihnen einige frei verkäufliche Mittel oder Vitaminzusätze. Es ist auch möglich, dass der Arzt Ihnen ein einfaches Diuretikum (Wassertabletten) oder ein leichtes Mittel wie etwa Abendschlüsselblumenöl gegen die Überempfindlichkeit Ihrer Brüste verordnet. Vielleicht schickt er sie in eine Klinik, die sich auf PMS spezialisiert hat oder empfiehlt Ihnen eine Selbsthilfegruppe, eine Sozialberatung oder eine Psychotherapie, wenn neben den PMS-Symptomen noch andere emotionale Probleme in Ihrem Leben eine Rolle spielen. Leichte und schwächere Symptome sind eigentlich ganz gut in den Griff zu kriegen. Wenn Ihre Symptome nach drei bis vier Monaten immer noch nicht abgeklungen sind, wird Ihr Arzt den zweiten Behandlungsschritt in Erwägung ziehen. Die Behandlungen können unterschiedlich sein, aber Medikamente gegen Brustschmerz und andere körperliche Symptome, Hormontabletten oder Antidepressiva aus der Gruppe der selektiven Serotonin-Wiederaufnahmehemmer (SSRI) gegen psychische Beschwerden wie Stimmungsschwankungen, Depressionen und Essgelüste können hierzu gehören. Wenn Sie zu den wenigen Unglücklichen gehören, bei denen auch der zweite Behandlungsschritt nicht auf fruchtbaren Boden fällt, wird der Arzt zu Schritt drei übergehen.

RECHTS: Wenn die Symptome schwach sind, empfehlen Ihnen Arzt oder Apotheker möglicherweise ein nicht verschreibungspflichtiges Medikament.

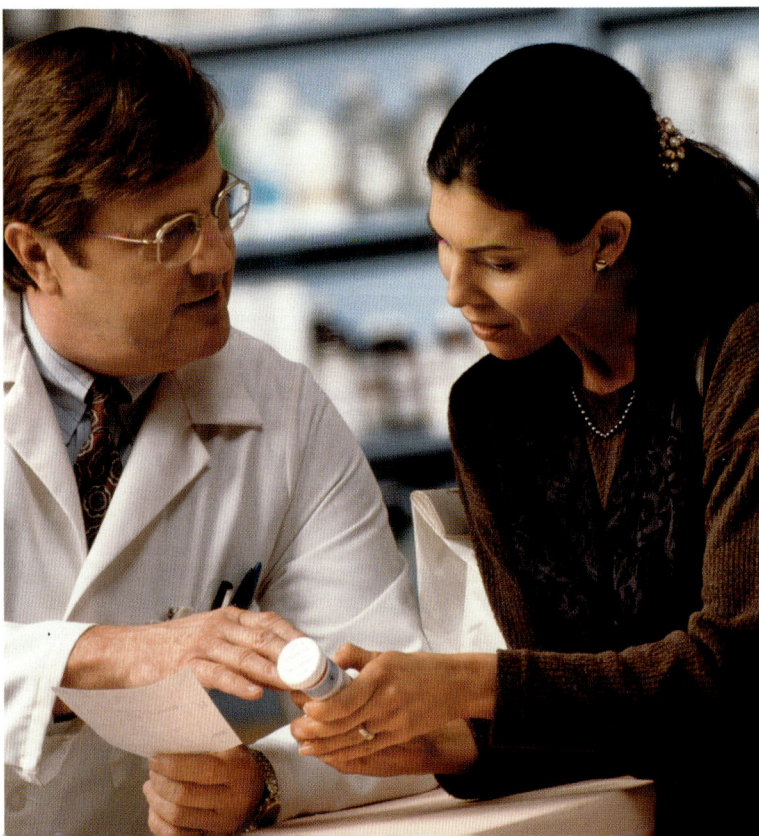

Er wird sie an einen Facharzt, einen Gynäkologen oder manchmal auch an einen Psychiater überweisen. Beide können für etwa sechs Monate ein Medikament verschreiben, das den Eisprung unterdrückt. Im Prinzip ist dies nichts anderes als eine künstliche Menopause. Der Arzt kann auch etwas anderes verordnen, etwa eine Hormonersatztherapie, um menopausale Beschwerden zu vermeiden und um Ihre Knochen zu schützen.

In seltenen Fällen – wenn nichts anschlägt – kann der Spezialist eine Hysterektomie empfehlen, bei der Ihre Eierstöcke entfernt werden. In solchen Fällen erhalten Sie zur Verhinderung menopausaler Beschwerden wie Hitzewallungen eine Hormonersatztherapie. Gleichzeitig schützt diese Ihre Knochen vor Osteoporose.

Unten finden Sie eine typische schrittweise Behandlung.

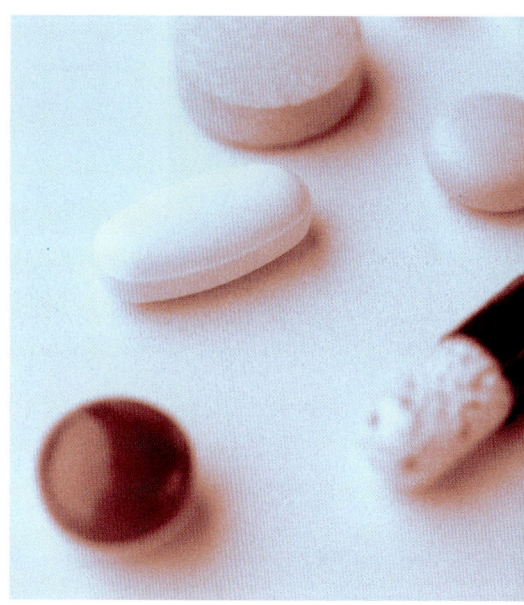

RECHTS: Für schwerwiegende Symptome gibt es eine Reihe von Medikamenten, die Ihnen Ihr Arzt verschreiben kann.

Die schrittweise Behandlung

Schritt 3: Schwere Symptome
Medikamente, die Ihren natürlichen Menstruationszyklus unterdrücken; Hysterektomie mit der Entfernung von Gebärmutter und Eierstöcken, um eine frühe Menopause einzuleiten; Hormonersatztherapie zur Vermeidung menopausaler Beschwerden.

Schritt 2: Mittlere bis schwere Symptome
Hormonbehandlungen, etwa mit Progesteron bei körperlichen und emotionalen Symptomen, die Anti-Baby-Pille oder Östrogenpflaster; Antidepressiva aus der Gruppe der SSRI gegen Stimmungsschwankungen; „härtere" Mittel gegen Brustschmerz und andere spezifische Symptome.

Schritt 1: Leichte und schwächere Symptome
Ratschläge und Tipps, die das Leben betreffen, etwa eine gesunde Ernährung, körperliches Training, Nahrungsergänzungen und Stressbewältigung; Lichtbehandlung; frei verkäufliche Medikamente oder leichte Mittel gegen Brustschmerz oder Aufgedunsenheit.

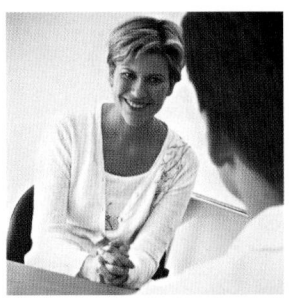

Der
medizinische
Ansatz

Frei verkäufliche Mittel

Es gibt einige frei verkäufliche Präparate zur Behandlung von PMS, die Sie in der Apotheke oder einer Drogerie kaufen können. Vielleicht schlägt Ihnen der Arzt das eine oder andere vor. Alternativ probieren Sie selbst etwas aus, um zu sehen, ob Ihre schwachen Symptome auf diese Weise gelindert werden. Der Apotheker berät Sie sicher gern in Ihrer Wahl.

Wenn Sie nach drei bis sechs Monaten feststellen, dass diese Mittel nicht helfen oder Sie unangenehme Nebenwirkungen verspüren, hören Sie mit der Einnahme auf. Gehen Sie zu Ihrem Arzt und sprechen Sie mit ihm über mögliche Alternativen. Sagen Sie Ihrem Arzt, welches frei verkäufliche Mittel Sie eingenommen haben oder einnehmen, auch wenn es sich um „natürliche" Präparate handelt wie etwa Vitamin- oder Mineralstoffergänzungen und pflanzliche Mittel.

Wenn Sie sich nicht-rezeptpflichtige Mittel kaufen, müssen Sie damit genauso sorgsam umgehen wie mit Mitteln, die Ihnen Ihr Arzt verschreibt. Nur

ANALGETIKA

Einige Analgetika oder schmerzstillende Mittel blockieren bzw. reduzieren die Produktion der Prostaglandine. Dies sind Stoffe, welche die Schmerzsignale zum Gehirn leiten; gleichzeitig sind sie am Entzündungsprozess im Körper beteiligt. Zu ihnen gehören Aspirin, Ibuprofen und andere Medikamente der Gruppe der nicht-steroidalen Antirheumatika (NSAR). Sie helfen bei Bauchkrämpfen, Kopfschmerz und Migräne und Brustschmerz.

DARAUF MÜSSEN SIE ACHTEN

• Lassen Sie die Hände von Aspirin, wenn Sie ein Magengeschwür haben oder an anderen Erkrankungen des Verdauungsapparats leiden. Es sollte nicht verwendet werden, wenn Sie an einer Bluterkrankung, Asthma oder an langfristigen Nieren- und Leberschäden leiden.

• Schlucken Sie kein Ibuprofen, wenn Sie an langfristigen Nierenproblemen, hohem Blutdruck, Asthma, Magengeschwür oder anderen Erkrankungen des Verdauungssystems leiden. Auch wer jemals an einer Aspirin-Allergie gelitten hat, sollte Ibuprofen meiden.

• Wenn Sie diese Prostaglandin hemmenden Präparate einnehmen, sollten Sie stets etwas essen, das verhindert Magenbeschwerden.

• Wer schwanger ist, sollte sowohl Aspirin als auch Ibuprofen meiden. Es sei denn, Ihr Arzt verordnet es ausdrücklich.

DIURETIKA (WASSERTABLETTEN)

Viele leichte Diuretika erhalten Sie so in Ihrer Apotheke. Es gibt auch einige Pflanzenmittel, etwa Petersilie, Selleriesamen und Hirtentäschel, die man in Drogerien kaufen kann. Diuretika werden eingesetzt, um die Nierentätigkeit und damit den Urinfluss anzuregen. Man verwendet sie bei Wasseransammlungen. Vor Jahren wurden sie bei der Behandlung von PMS sehr oft eingesetzt, heute allerdings eher selten. Viele Experten sind in der Meinung, dass die Wassertabletten in der Behandlung von PMS nichts zu suchen haben. Durch Diuretika gehen dem Körper Kalium und Magnesium verloren. Beide Mineralstoffe sind für den Flüssigkeitshaushalt wichtig. Deshalb kann es kontraproduktiv sein, diese Mittel einzunehmen.

DARAUF MÜSSEN SIE ACHTEN

• Diuretika können den Mineralhaushalt des Körpers umwerfen – vor allem Kalium ist betroffen. Mit dem Wissen, dass Mineralstoffmangel ein auslösender Faktor für PMS ist, sollten Diuretika besser gemieden werden.

• Neuere Diuretika vermeiden dieses Problem. Trotzdem gibt es keinen Hinweis darauf, dass ihr Einsatz bei PMS sinnvoll ist.

• Um Wasseransammlungen und Aufgedunsenheit in den Griff zu kriegen, ist eine salzarme Ernährung und das Trinken von reichlich Wasser immer noch das beste Mittel.

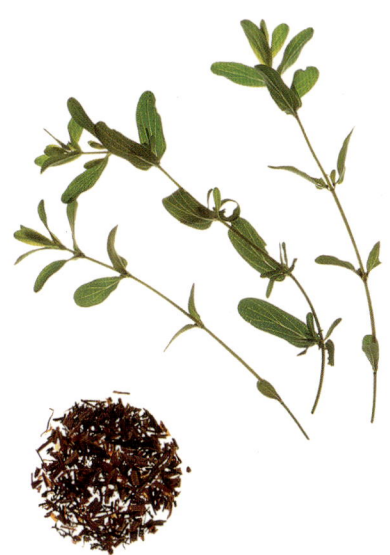

RECHTS: Johanniskraut lindert wirkungsvoll depressive Verstimmungen bei PMS.

weil ein Präparat ohne Rezept zu kaufen ist, heißt das nicht, dass es bei falscher Einnahme harmlos ist. Sagen Sie Ihrem Apotheker, wenn Sie an einer anderen Krankheit leiden oder schwanger sind. Achten Sie auch auf die Verpackungsbeschreibung. Eine Reihe von Mitteln enthalten Inhaltsstoffe, von denen einer allein Ihre Symptome schon lindern könnte. Ganz allgemein gilt: Je einfacher, desto besser. Halten Sie sich stets an die Anweisungen des Beipackzettels, nehmen Sie nie mehr als die empfohlene Dosis. Denken Sie daran, dass frei verkäufliche Präparate PMS nicht heilen können, sie lindern lediglich die Beschwerden.

GLS-ERGÄNZUNGEN

(Abendschlüsselblumenöl, Borretschöl, Schwarze-Johannisbeere-Samen-Öl)

Sie enthalten alle Omega-6-Fettsäuren, die im Körper zu Gamma-Linolensäure (GLS) umgewandelt werden. Der Körper benötigt GLS zur Produktion hormonähnlicher Substanzen, der so genannten Prostaglandine, die bedeutend für die Gesundheit der Zellen sind. Eine Schlüsselrolle haben sie bei den Brustzellen, sie machen sie weniger empfindlich gegenüber weiblichen Hormonen. Einige Experten gehen so weit zu behaupten, der Hauptgrund für die Entstehung von PMS läge in der Unfähigkeit des Körpers, Omega-6-Fettsäuren in GLS umzuwandeln. Eine Reihe von Faktoren kann die Synthese reduzieren. Dazu gehören Transfette (Milchprodukte, Kuchen, Kekse und andere industrielle Nahrungsmittel und Margarine) und Alkohol. Obwohl die Studien noch nicht abgeschlossen sind, kann man davon ausgehen, dass Abendschlüsselblumenöl (die meist getestete GLS-Ergänzung) Brustschmerzen lindert.

DARAUF MÜSSEN SIE ACHTEN

• Empfohlen wird vier Monate eine Dosis von drei bis vier 500-mg-Kapseln täglich. Sollte keine Besserung eintreten, gehen Sie am besten zu Ihrem Arzt.

• Normalerweise wird Abendschlüsselblumenöl gut vertragen, doch es können Nebenwirkungen wie Aufgedunsenheit, Depressionen, Durchfall, Kopfschmerzen, Übelkeit, Magenverstimmung und Hautausschläge auftreten.

• Wenn Sie an einer Form der Epilepsie leiden, sollten Sie auf die Einnahme von Abendschlüsselblumenöl verzichten.

JOHANNISKRAUT

Die Pflanze Johanniskraut (Hypericum perforatum) wird seit Jahrhunderten bei der Behandlung von Depressionen, Entzündungen und Angstzuständen eingesetzt. In den vergangenen Jahren wurde Johanniskraut als natürliches Antidepressivum hochgejubelt. Grund: Es soll wie die Antidepressiva der SSRI-Gruppe den Serotoninspiegel anheben. Einer Reihe von Studien zufolge ist Johanniskraut bei der Behandlung von leichteren Depressionen und depressiven Verstimmungen, die mit PMS zusammenhängen, durchaus hilfreich.

DARAUF MÜSSEN SIE ACHTEN

• Bringen Sie etwas Geduld mit, es kann zwei bis drei Wochen dauern, bis die Wirkung einsetzt.

• Johanniskraut hat nur geringe Nebenwirkungen, die bekannteste ist eine leichte Magenverstimmung. Untersuchungen zufolge bekamen Tiere, denen eine hohe Dosis zugeführt wurde, eine Sonnenallergie. Es ist also ratsam, während der Johanniskraut-Einnahme starke Sonneneinstrahlung zu vermeiden, insbesondere, wenn Sie eine empfindliche Haut haben.

• Wenn Ihr Arzt Ihnen bereits Antidepressiva verschrieben hat, sollten Sie auf die Einnahme von Johanniskraut verzichten.

• In Schwangerschaft und Stillzeit sollte Johanniskraut nicht genommen werden.

• Informieren Sie Ihren Arzt oder Apotheker stets, wenn Sie Johanniskrautpräparate schlucken. Es könnte zu Wechselwirkungen mit anderen Medikamenten kommen.

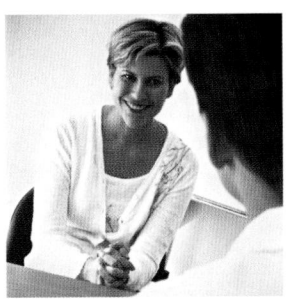

Der medizinische Ansatz

Vitamin- und Mineralstoffsubstitutionen

Untersuchungen zufolge sollen Frauen, die an PMS leiden, einen Mangel an Vitaminen und Mineralstoffen haben. Wie Sie unten sehen, gibt es eine Reihe von Multivitamin- und Mineralstoffpräparaten, die bei PMS eingenommen werden können. Einige von ihnen können bei PMS durchaus positive Auswirkungen haben.

Viele meinen, Vitamine und Mineralien seien harmlos, weil sie natürlicherweise in Lebensmitteln vorkommen. Das ist nicht der Fall. Vitamine und Mineralstoffe sind in pharmakologischer Hinsicht aktive Substanzen, das heißt, sie ändern die chemische Zusammensetzung Ihrer Körperzellen. Zusätzlich sind viele Vitamine und Mineralstoffe synergetisch, das heißt, sie arbeiten zusammen. Während diese bioaktiven Stoffe in der Möhre, im Apfel oder in der Banane wohl dosiert und ausgeglichen vorkommen, kann die isolierte Einnahme von Nahrungsergänzungen ein Ungleichgewicht hervorrufen. Beispielsweise arbeiten alle B-Vitamine zusammen, so wie es Vitamin B6 mit

VITAMIN B6 (PYRIDOXIN)

Sie brauchen B-Vitamine, damit Ihre Leber das Hormon Östrogen verstoffwechselt, auf diese Weise sinken die Werte im Blut vor der Periode. Vitamin B6 hat eine lange und ziemlich bewegte Geschichte. Fest steht jedoch, dass Vitamin B6 Symptome wie Stimmungsschwankungen, Brustempfindlichkeit und Kopfschmerzen lindert. Das Gehirn benötigt Vitamin B6, um Serotonin und Dopamin – Hauptschuldige in Sachen Stimmungsschwankungen bei PMS – herzustellen. Auch bei der Synthese der Prostaglandine spielt das Vitamin eine Rolle; es arbeitet zudem eng zusammen mit Magnesium, was wiederum für die Serotonin-Produktion wichtig ist. Bis 1998 wurden Vitamin-B6-Präparate für die Behandlung von PMS empfohlen. Danach wurden mehrere Berichte veröffentlicht, die besagten, dass eine zu hohe Vitamin-B6-Dosis das zentrale Nervensystem schädigen könnte. Mehr als zehn Milligramm täglich sollten deshalb nicht eingenommen werden. Weitere Untersuchungen bestätigen dies mittlerweile. Die jüngste Empfehlung für Erwachsene lautet 50 bis 100 Milligramm Vitamin B6 täglich sowie 250 Milligramm Magnesium.

DARAUF MÜSSEN SIE ACHTEN

- Durch die Einnahme der Anti-Baby-Pille kann es sein, dass der Körper zusätzliches Vitamin B6 benötigt.
- Essen Sie etwas zu den Tabletten.
- Wenn Sie an Händen und Füßen ein Kribbeln spüren, hören Sie mit der Einnahme auf und gehen Sie zu Ihrem Arzt.

KALZIUM

Kalzium gehört zu den Mineralstoffen, von denen unser Körper reichlich benötigt. Wichtig für gesunde Knochen und Zähne, hilft Kalzium auch bei der Weiterleitung von Botschaften im Gehirn. Ein Kalziummangel (Hypokalziämie) wird mit schlechter Stimmungslage, Depressionen und Ängsten in Verbindung gebracht - typische PMS-Symptome. Es ist bekannt, dass weibliche Sexualhormone die Art des Körpers, mit Kalzium umzugehen, beeinflussen. Es ist nachgewiesen, dass Frauen, die an PMS leiden, durch die Einnahme eines Kalzium-Präparats weniger Stimmungsschwankungen, Ängste, Reizbarkeit, Wut und Weinerlichkeit empfanden. Kalzium arbeitet am besten, wenn gleichzeitig genügend Vitamin D zugeführt wird. Vitamin D wird manchmal auch als das Sonnenschein-Vitamin bezeichnet, da unser Körper es produzieren kann, wenn Sie Ihre Haut der Sonne aussetzen. 1000 Milligramm Kalzium und 10 Mikrogramm Vitamin D täglich helfen bei prämenstruellen Symptomen wie Krämpfen, Rückenschmerz und Migräne, aber auch bei einigen emotionalen Symptomen.

DARAUF MÜSSEN SIE ACHTEN

- Fragen Sie Ihren Apotheker nach Kalzium-Chelaten, das auf diese Weise hergestellte Kalzium wird so besser von Ihrem Körper aufgenommen.
- Zu wenig Magnesium stört den Kalziumstoffwechsel (siehe gegenüber).
- Kalzium kann die Wirkung des Antibiotikums Tetrazyklin stören. Erzählen Sie Ihrem Arzt, wenn Sie zusätzlich Kalziumtabletten einnehmen.

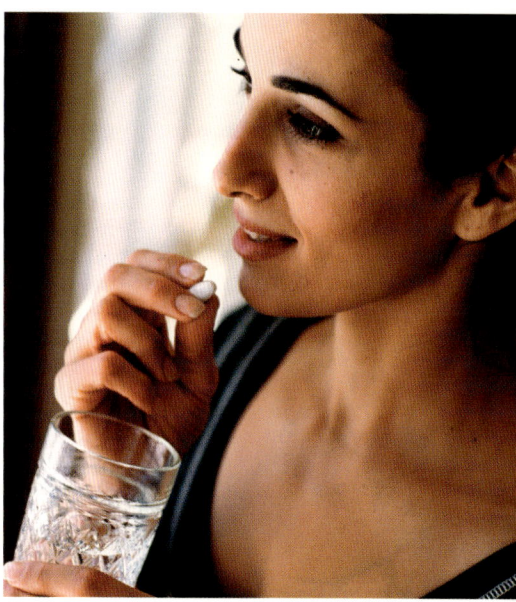

RECHTS: Eine ganze Reihe von Vitaminergänzungen können für ein Gleichgewicht im Körper sorgen.

Magnesium tut. Wenn Sie also zusätzlich das B6-Vitamin zuführen, müssen Sie sicherstellen, dass Ihre Ernährung reich an den anderen B-Vitaminen ist und auch reichlich Magnesium enthält. Einige Nahrungsergänzungen können mit der Wirkung bestimmter Medikamente in Wechselwirkung treten. Wenn Sie das Herzmittel Digoxin einnehmen, sollten Sie hohe Vitamin-D- oder Kalzium-Mengen vermeiden.

Lesen Sie die Herstellerangaben genau durch, bevor Sie Ergänzungsprodukte erwerben. Einige Hersteller ergänzen ihre Präparate mit Füllstoffen. Sie sparen zwar Geld, wenn Sie telefonisch oder via Internet ordern, aber – das ist nun einmal die Regel – Sie bekommen, was Sie bezahlen. Statt Multivitamin- oder Mineralstoffpräparate einzunehmen, könnten Sie sich auch von einem Ernährungstherapeuten beraten lassen.

MAGNESIUM

Magnesium wird manchmal auch als der Anti-Stress-Mineralstoff bezeichnet. Studien zufolge haben Frauen, die unter PMS leiden, häufig einen Magnesiummangel. Die Einnahme der Anti-Baby-Pille und das Trinken von zu viel Alkohol kann einen Mangel auslösen.

Magnesium spielt bei PMS gleich mehrere Rollen. Zum einen arbeitet es mit Vitamin B6 bei der GLS-Synthese zusammen (siehe Seite 49). Zweitens ist es für den Gehirnstoffwechsel, für die Funktion der Nebenniere und für die Aufspaltung von Glukose in Energie erforderlich. All das kann bei PMS eine Rolle spielen. Drittens kann Magnesiummangel mitschuld sein an der Aufgedunsenheit und an Schwellungen. Es erhöht den Aldesteronspiegel. Aldesteron ist eine Hormon der Nebenniere und verantwortlich für die Regulierung der Salzausscheidung durch die Nieren und von daher für das Gleichgewicht des Flüssigkeitshaushalts. Diuretika können den Magnesiumspiegel senken und so einen Teufelskreis entfachen. Für eine Reihe von PMS-Symptomen kann die Einnahme von Magnesium sinnvoll sein, etwa bei Migräne, Stimmungsschwankungen und Angstzuständen.

DARAUF MÜSSEN SIE ACHTEN

- Magnesium sollte nicht direkt nach dem Essen eingenommen werden, da es die Magensäure neutralisiert.
- Einige Ärzte empfehlen Magnesiumergänzungen von 250 Milligramm täglich. Um eine optimale Wirkung entfalten zu können, müssen Sie zusätzlich 50 bis 100 Milligramm Vitamin B6 schlucken.
- Wenn nach vier Monaten keine Besserung eingetreten ist, sollten Sie mit der Einnahme aufhören und zu Ihrem Arzt gehen.
- Nebenwirkungen sind selten, aber zu viel Magniesium kann Durchfall auslösen.

ZINK

Viele PMS-Betroffene leiden an einem Zinkmangel. Zink steuert und beaufsichtigt den effizienten Ablauf vieler Körperprozesse. Dazu gehören die Bildung des Insulins und gewisse Gehirnfunktionen. Es unterstützt zudem die Hautheilung und ist – zusammen mit Vitamin A – sinnvoll bei prämenstruellen Schmerzen.

DARAUF MÜSSEN SIE ACHTEN

- Zur Behandlung von Akne reichen sieben Milligramm Zink pro Tag, dazu 600 Mikrogramm Vitamin A.
- Zu hohe Vitamin-A-Werte stehen mit Geburtsdefekten in Verbindung. Vermeiden Sie also Vitamin-A-Ergänzungen, wenn Sie eine Schwangerschaft planen und schwanger sind.

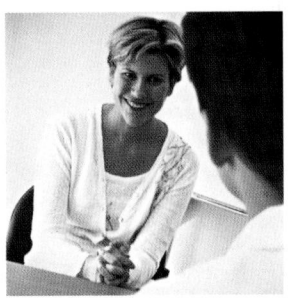

Medikamente auf Rezept

Wenn die eben beschriebenen Wege nicht helfen und Ihre Symptome nicht lindern, kann der Arzt Ihnen andere Mittel verschreiben. Dazu gehören Hormonbehandlungen (siehe unten), welche den Mentruationszyklus verändern oder unterdrücken, Psychotherapie sowie einige Methoden für spezifische PMS-Beschwerden.

Arbeiten Sie mit dem Arzt zusammen, um die für Sie sinnvollste Behandlung zu bekommen. Wenn der Arzt Ihnen etwas verschreibt, sollten Sie wissen, was dieses Medikament in Ihrem Körper bewirkt. Zudem sollten Sie wissen, wie und wann Sie es einnehmen müssen. Auch über mögliche Nebenwirkungen sollten Sie mit Ihrem Arzt sprechen. Wenn das Medikament Nebenwirkungen hat, scheuen Sie sich nicht, erneut Ihren Arzt aufzusuchen. Er könnte die Dosis verändern oder ein anderes Präparat verordnen.

Der medizinische Ansatz

PROGESTERON

Die englische Endokrinologin Dr. Katharina Dalton legte in den 1940er-Jahren die Theorie auf, dass Frauen mit PMS mehr Progesteron als die durchschnittliche Frau benötigen. Sie stellte fest, dass natürliches Progesteron Symptome wie Aggression, Angst, Aufgedunsensein, Brustempfindlichkeit, Reizbarkeit, schlechte Stimmungslage und Panikattacken linderten. Millionen von Frauen haben im Laufe der Jahre von der Wohltat des Progesterons Nutzen erfahren. Neuere Studien konnten die Wirksamkeit nicht beweisen und viele Ärzte glauben nicht an den positiven Nutzen des Progesterons.

Progesteron wird in der Leber abgebaut, deshalb kann es nicht über den Mund eingenommen werden. Es wird stattdessen im Form von Pessars verschrieben, die ins Rectum oder in die Vagina eingesetzt werden. Auch als Vaginalcreme kann es verwendet werden. Schließlich kann es auch per Injektion verabreicht werden, wenn die anderen Möglichkeiten keinen Erfolg bringen.

DARAUF MÜSSEN SIE ACHTEN

- Progesterongaben können die Länge Ihres Menstruationszyklus verändern und Durchfall und Darmwinde verursachen.
- Einige Frauen klagen über Akne und Libidoänderungen.
- Auch Schwangerschaftssymptome wie geschwollene Brüste und Übelkeit können auftreten.
- Achten Sie darauf, dass Pessars oder Gels nicht mit mechanischen Verhütungsmitteln in Kontakt geraten.
- Pessars können Vaginalpilze verschlimmern. Wenn Sie schnell einen Pilz bekommen, sollten Sie mit Ihrem Arzt darüber sprechen, damit er es lieber rektal einsetzt.
- Injektionen können zu Quetschungen des Muskelgewebes und zu Schmerz führen.
- Progesteron sollte nicht verabreicht werden, wenn Sie an Vaginalblutungen oder an einer Blutgerinnungsstörung leiden. Bei Leberstörungen besteht erhöhter Aufmerksamkeitsbedarf.

PROGESTOGEN

Bei Progestogen handelt es sich um die synthetische Form des Progesterons. Es findet Verwendung in der Anti-Baby-Pille und in Hormonersatztherapien. Es gibt viele unterschiedliche Tablettenmarken, und es wird auch als Intra-uterin-Pessar (IUP) eingesetzt. Einige klinische Untersuchungen belegen die Wirksamkeit des Progestogens bei der Behandlung von PMS. Einige Frauen berichten allerdings von Nebenwirkungen, die genauso schlimm sind wie die Symptome, die behandelt werden sollen. Meist verschwinden diese jedoch nach einer gewissen Zeit.

DARAUF MÜSSEN SIE ACHTEN

- Zu den möglichen Nebenwirkungen zählen Magenverstimmungen, Hautreizungen, Brustschmerz, Milchbildung, anormale Blutungen und Gewichtszunahme. Akne, Wasseransammlungen, Libidoveränderungen, unregelmäßige Blutungen, Stimmungsschwankungen und Schlaflosigkeit können auch auftreten.
- Vorsicht ist geboten, wenn Sie an Diabetes, Epilepsie, Migräne, Asthma und Herz- oder Nierenschwäche leiden.

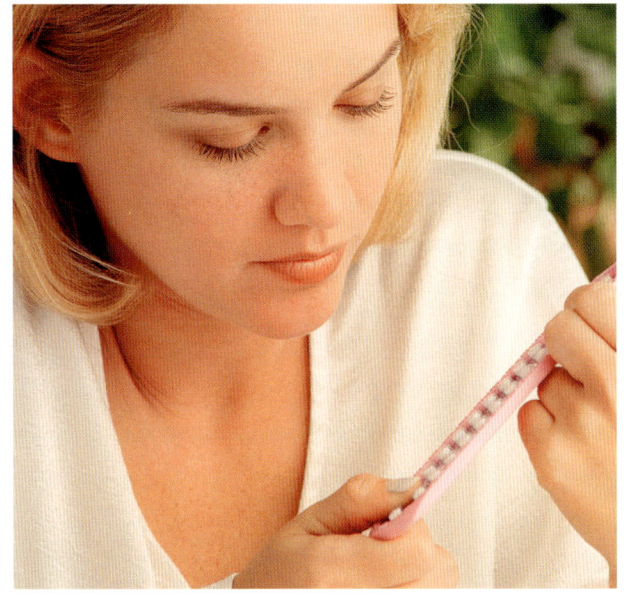

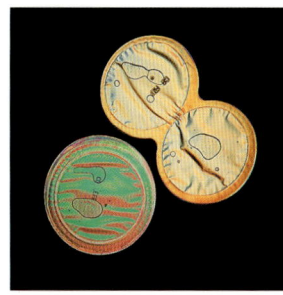

OBEN: Bei Stimmungs-schwankungen wie Angstge-fühlen, depressiven Verstim-mungen und Müdigkeit helfen Östrogenpflaster.

LINKS: Die Pille gleicht die Fluktuationen Ihres Menstrua-tionszyklus aus und macht die Symptome schwächer.

DIE KOMBINATIONSPILLE

Die Kombinationspille (die „Pille") enthält Östrogen und Pro-gestogen. Bei einer Reihe von Frauen hilft die Pille, denn sie stoppt den Eisprung. Andere Frauen, die ihren eigenen Hor-monen gegenüber sehr sensibel reagieren, können die syn-thetischen Hormone der Pille nicht vertragen. Zusätzlich be-deutet das Absetzen der Pille häufig das Auslösen der PMS-Symptome. Bei körperlichen Symptomen scheint die Pille besonders effektiv zu sein.

Die Dreiphasenpille, die je nach Menstruationszyklus-phase unterschiedliche Mengen an Hormonen enthält, scheint wirksamer als die Einphasenpräparate zu sein. Bei letzteren enthält jede Pille die gleiche Menge an Hormonen.

DARAUF MÜSSEN SIE ACHTEN

- Zu den Nebenwirkungen zählen Brustempfindlichkeit, Schwin-del, Kopfschmerz, Stimmungsschwankungen, Übelkeit und Ge-wichtszunahme. Nach drei Monaten verschwinden diese meist. Wenn nicht, kann ein Wechsel des Pillenpräparats helfen.
- In seltenen Fällen kann die Pille zur Entstehung eines Blutge-rinnsels beitragen, das die Blutgefäße blockiert (Thrombose).
- Wenn Sie übergewichtig sind, Krampfadern haben, rauchen, Diabetikerin sind, an hohem Blutdruck leiden oder schon einmal eine venöse Thrombose hatten, Herzinfarkt oder Schlaganfall in jungen Jahren in Ihrer Familie vorgekommen sind, erhöht sich mit der Pilleneinnahme das Risiko einer Thrombose. Wenn Sie zu einer der Risikogruppen gehören, sollten Sie mit Ihrem Arzt darüber sprechen.

ÖSTROGENPFLASTER UND IMPLANTATE

Östrogen wirkt sich auf die Stimmung aus. Postmenopausale Frauen, die mit einer Hormontherapie behandelt wurden, lit-ten durch das Östrogen seltener an Reizbarkeit, Müdigkeit, Angst, Depression und schlechtem Gedächtnis. Anderen Stu-dien zufolge verbesserte sich auch der Schlaf.

Östrogenpflaster können – zweimal in der Woche ver-wendet – bei PMS-Betroffenen Stimmungsschwankungen ausgleichen. Es handelt sich um kleine, transparente „Pfla-ster", die Sie auf den Bauch oder den Oberschenkel kleben. Östrogenimplantate werden direkt unter die Haut einge-pflanzt. Sie geben regelmäßig dieselbe Menge Östrogen an den Körper ab. Auch sie können bei PMS eingesetzt werden.

Die Östrogentherapie unterdrückt den Eisprung und gleicht Hormonschwankungen aus. Wie bei der Hormonsub-stitution kann Östrogen nicht allein verabreicht werden – aus-genommen bei Frauen, die eine Hysterektomie hatten. Die Alleingabe von Östrogen führt zum Aufbau der Gebärmutter-schleimhaut (Endometrium) und hebt das Risiko für Gebär-mutterkrebs. Aus diesem Grund wird gleichzeitig Progesto-gen oder Progesteron verabreicht.

DARAUF MÜSSEN SIE ACHTEN

- Zu den Nebenwirkungen zählen Brustschmerz, Übelkeit und Ge-wichtszunahme. Progesteron oder Progestogen können auch zu unerwünschten Nebenwirkungen führen (siehe gegenüber).

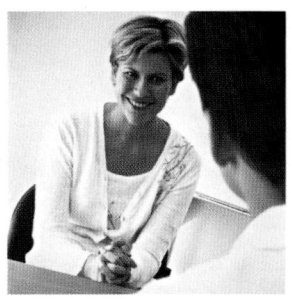

Die Behandlung psychischer Probleme

Bei der Behandlung psychischer Probleme spielt die eigene Einstellung eine wesentliche Rolle. Untersuchungen zufolge kann die Psychotherapie allein, aber auch in Verbindung mit Medikamenten sinnvoll sein. Erzählen Sie Ihrem Arzt, wenn Sie lieber eine Gesprächstherapie als Antidepressiva versuchen möchten. Seien Sie möglichst offen für alles, was auf Sie zukommt. Es kann Zeiten geben, da ist es sinnvoll, ein Antidepressivum zu schlucken, um mit Problemen besser umgehen zu können. Für welche Behandlung auch immer Sie sich entscheiden, der Arzt wird Sie nach einer gewissen Zeit wieder sehen wollen, um festzustellen, ob die Behandlung angeschlagen hat.

Der medizinische Ansatz

SELEKTIVE SEROTONIN-WIEDERAUFNAHME-HEMMER (SSRI)

Mit der Entdeckung der neuen Gruppe von Antidepressiva, die den Serotoninspiegel erhöhen, wurde die Behandlung von psychischen PMS-Symptomen revolutioniert. Sie enthalten Fluoxetine und Paroxetine. Die SSRI wirken weniger sedativ und sind auch besser verträglich als die alten trizyklischen Antidepressiva, die zudem bei der Behandlung von PMS nicht besonders wirksam waren. Untersuchungen zufolge erleben 60 bis 70 Prozent aller Betroffenen mit SSRI eine deutliche Verbesserung. Fluoxetine wirken besonders gut bei PMDS.

Bei PMS-Symptomen wirken die SSRI innerhalb von ein bis zwei Tagen, bei Depressionen dauert es etwas länger. Sie können ein Antidepressivum den ganzen Menstruationszyklus hindurch einnehmen oder auch nur zwei Wochen vor der Regel.

PSYCHOTHERAPIE

Wenn Depressionen oder Stimmungsschwankungen Ihr prämenstruelles Syndrom bestimmen oder Sie an einer menstruationsbedingten Verschlimmerung Ihrer depressiven Gemütslage leiden, wird Ihnen der Arzt wahrscheinlich eine Beratung oder Psychotherapie verordnen.

Vor allem die kognitive Therapie hat sich als sinnvoll erwiesen. Sie beruht auf dem Gedanken: So wie wir denken, fühlen wir. Bei schwachen Depressionen hat sich die kognitive Therapie als ebenso sinnvoll wie Antidepressiva erwiesen.

In einer Therapiesitzung versucht der Therapeut Ihre Gedanken zu erfahren, um sie anschließend auf die Wirklichkeit hin zu überprüfen. Unrealistische und verzerrte Gedanken sollten in positive und realistische umgewandelt werden. Wenn Sie Ihre Art zu denken verändern, kann dies eine dramatische Auswirkung auf Ihre Art zu fühlen haben – dies geschieht meist in relativ kurzer Zeit. Ihr Arzt wird Ihnen einen in Ihrer Nähe tätigen Therapeuten empfehlen können.

DARAUF MÜSSEN SIE ACHTEN

- Magenverstimmungen kommen recht häufig vor. Andere Nebenwirkungen sind Müdigkeit, Nervosität, Schwindel und Konzentrationsstörungen.
- SSRI sollten bei Epilepsie, Diabetes, Blutungsstörungen, Leber- oder Nierenschwäche oder in Schwangerschaft und Stillzeit mit Vorsicht eingenommen werden.
- Bauen Sie das Medikament langsam ab.

DARAUF MÜSSEN SIE ACHTEN

- Bevor Sie mit der Behandlung beginnen, sollten Sie checken, wie viele Sitzungen Sie benötigen werden und wie lange die Behandlung dauert.
- Derartige Therapien oder Beratugen funktionieren nur, wenn Sie sich voll einsetzen.
- Denken Sie nicht nur an Ihre PMS-Symptome, sondern auch an andere Bereiche Ihres Lebens.

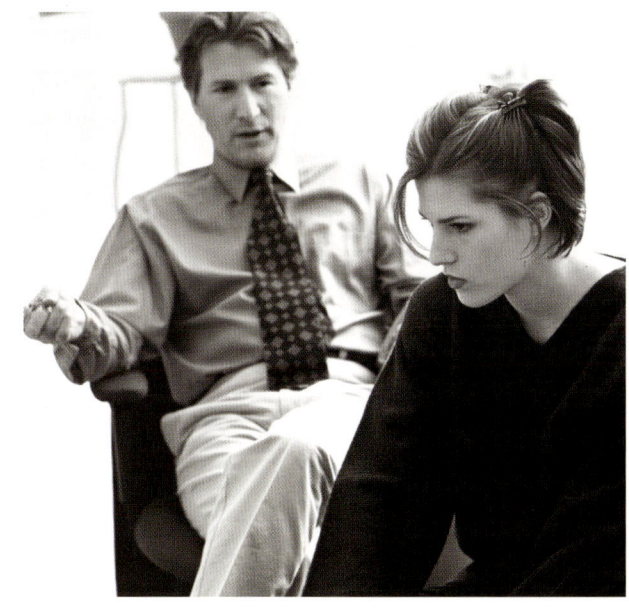

LINKS: Gesprächstherapien können bei den emotionalen Problemen von PMS sehr hilfreich sein.

UNTEN: Lichttherapien sind insbesondere sinnvoll bei depressiven Verstimmungen und Stimmungsschwankungen.

LICHTTHERAPIE (LICHTERZEUGENDE STIMULATION)

Die Bedeutung von Licht für Ihre Gesundheit ist seit langem bekannt. Bei der Behandlung saisonal abhängiger Depressionen ist die Lichttherapie eine anerkannte Behandlungsform. Die lichterzeugende Stimulation ist eine Art der Lichttherapie, bei der farbiges oder pulsierendes Licht verwendet wird. Miniaturlampen werden auf einer leichten Maske befestigt, die einer Sonnenbrille ähnelt. 15 Minuten täglich gibt diese in der zweiten Hälfte des Menstruationszyklus leicht pulsierendes Licht ab. Eine Untersuchung an 17 Frauen brachte das Ergebnis, das 76 Prozent der Beteiligten eine Linderung ihrer Symptome verspürten. Die Behandlung eignet sich vor allem zur Behandlung von Depressionen und Stimmungsschwankungen, aber Frauen, die an der Studie teilnahmen, berichteten auch über weniger Schmerzen während der Periode, besseren Schlaf und weniger Essattacken.

DARAUF MÜSSEN SIE ACHTEN

- Vorsicht ist angesagt. Obwohl die Studie bemerkenswerte Ergebnisse hervorbrachte, so war es doch keine Blindstudie. Die Frauen wussten, wie sie behandelt wurden, und der Placebo-Effekt sollte nicht unterschätzt werden.
- Auch Migräne und insbesondere prämenstruelle Migräne kann durch die lichterzeugende Stimulation geschwächt werden.

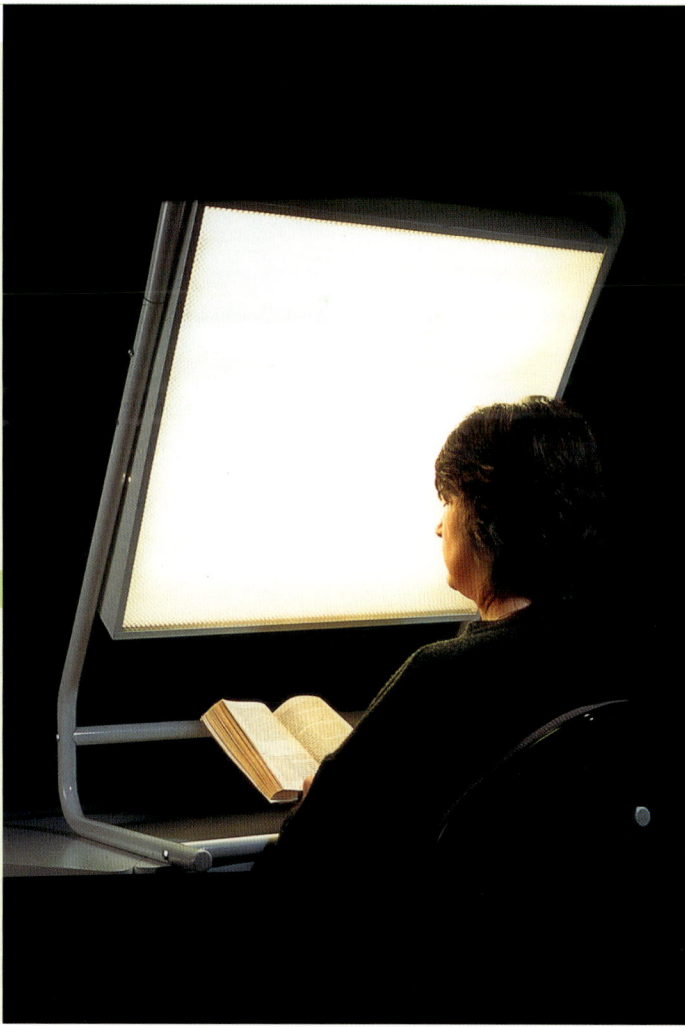

Behandlungen bei Brustschwellungen und -schmerz

Die wichtigsten medizinischen Behandlungen bei Brustschwellungen und -schmerz sind harte Hormonpräparate, die schlimme Nebenwirkungen haben können. Aus diesem Grund sollten Sie – wenn die Beschwerden nicht allzu schwer sind – sich gut überlegen, ob Sie derartige Medikamente schlucken wollen und darüber nachdenken, ob es nicht andere Möglichkeiten gibt. Wenn Sie sich entschließen, derartige Präparate einzunehmen, sollten Sie vorher mit Ihrem Arzt über mögliche Auswirkungen sprechen.

DANAZOL

Danazol unterdrückt den Eisprung. Das Medikament wird zur Behandlung von Endometriose und zystischen Brustfibrose (kleine Brustklümpchen – häufig bei PMS) eingesetzt. Danazol kann wirkungsvoll prämenstruelle Brustschmerzen bekämpfen, aber es hat Nebenwirkungen und ist deshalb nicht die beste Wahl.

DARAUF MÜSSEN SIE ACHTEN

- **Nebenwirkungen wie eine Vertiefung der Stimme und ein Ergrauen können irreversibel sein.**
- **Das Medikament kann ein Ausbleiben der Periode, Gewichtszunahme, kleinere Brüste, Akne und Wasseransammlungen verursachen.**
- **Andere Nebenwirkungen sind: Hitzewallungen, vaginale Trockenheit und Stimmungsschwankungen. Eine Langzeittherapie kann die Blutfettwerte und die Knochendichte beeinflussen.**
- **Danazol sollte nicht in der Schwangerschaft verwendet werden. Wenn Sie also schwanger sind, sollten Sie auf eine andere, nicht-hormonelle Methode ausweichen.**

BROMOCRIPTIN

Bromocriptin wird manchmal als Medikament eingesetzt, um die Milchbildung zu stoppen, etwa, wenn Frauen nicht stillen möchten. Es senkt den Prolaktinwert, der bei PMS durchaus eine Rolle spielen kann. Es wird berichtet, dass Bromocriptin bei schweren Brustschmerzen und besonderer Überempfindlichkeit hilfreich ist.

DARAUF MÜSSEN SIE ACHTEN

- **Zu den Nebenwirkungen zählen Schwindel, Kopfschmerzen, Müdigkeit und Übelkeit.**

Behandlungen bei Gewichtszunahme und Aufgedunsensein

Die üblichen Medikamente bei Gewichtszunahme und Aufgedunsensein sind Diuretika, Medikamente, die bewirken, dass mehr Flüssigkeit durch die Nieren ausgeschieden wird. In der Folge sinken die Wasser- und Salzwerte im Körper. Halten Sie sich bei der Einnahme genau an die Verordnung. Wenn Sie zu viele Diuretika oder Wassertabletten nehmen, können sie den Wasserhaushalt des Körpers durcheinander bringen. Nehmen Sie also nur die von Ihrem Arzt verschriebene Dosis.

DIURETIKA

Einst zählten Diuretika zu den wichtigsten Behandlungsformen bei PMS, da man glaubte, sie würden überschüssiges Östrogen aus dem Körper schwemmen. Diese Theorie ist mittlerweile überholt. Trotzdem können Diuretika heute noch bei Gewichtsproblemen und Aufgedunsenheit verschrieben werden, allerdings profitieren Untersuchungen zufolge nur diejenigen Frauen, die kurz vor der Periode etwas zunehmen. Spironolakton, ein kaliumsparendes Diuretikum (siehe Seite 48) könnte von Ihrem Arzt verodnet werden.

DARAUF MÜSSEN SIE ACHTEN

- **Kaliumverarmung kann eine Nebenwirkung einiger Diuretika sein, insbesondere wenn Sie Ihre Salzzufuhr drosseln.**
- **Fragen Sie Ihren Arzt, ob Sie zusätzlich Kaliumtabletten nehmen sollen. Sorgen Sie dafür, dass Sie mit Ihrer Nahrung reichlich Kalium aufnehmen. Kaliumreich sind Bananen, Tomaten, Orangen und Trockenfrüchte.**
- **Einige Diuretika können den Cholesterin- und Blutzuckerspiegel ansteigen lassen. Sprechen Sie Ihren Arzt an, wenn Sie an Diabetes leiden oder herzkrank sind.**

Behandlungen zur Unterdrückung der Eierstockfunktion

Wenn Ihre PMS-Beschwerden so stark sind, dass die zuvor beschriebenen Möglichkeiten keinen Erfolg bringen, entscheidet sich Ihr Arzt wahrscheinlich dafür, härtere Methoden anwenden, die den Eisprung stoppen. Das kann mit Medikamenten geschehen oder – in sehr seltenen Fällen – durch einen operativen Eingriff, bei dem Eierstock und Gebärmutter entfernt werden.

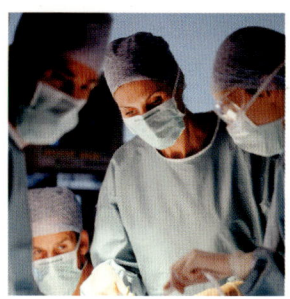

GONADOTROPIN-RELEASING-HORMON-ANALOGA

GNRH-Analoga sind Medikamente, die den natürlichen Menstruationszyklus unterdrücken. Auch zur Verhinderung des Eisprungs vor Befruchtungsmaßnahmen (Invitrofertilisation – Befruchtung aus dem Reagenzglas) werden sie eingesetzt. Sie werden als Nasenspray oder als Injektion verabreicht. Im Endeffekt ahmen sie die Menopause nach, und aus diesem Grunde eignen sie sich auch nicht für eine langfristige Einnahme. Allenfalls für sechs Monate werden sie verschrieben, da die Risiken, etwa die Entstehung von Osteoporose zu hoch sind. Der Arzt kann auch eine Hormonersatztherapie oder ein Medikament mit dem Namen Tibolon verschreiben. Beides verhindert Hitzewallungen und schützt vor Osteoporose.

DARAUF SOLLTEN SIE ACHTEN

- PMS-Symptome können im ersten Behandlungsmonat stärker werden, üben Sie sich also ein wenig in Geduld.
- Zu den Nebenwirkungen zählen Hitzewallungen, Kopfschmerz, Muskelschmerz, vaginale Trockenheit und Stimmungsschwankungen.
- GNRH-Analoga sollten nicht während der Schwangerschaft verabreicht werden. Wählen Sie ein nicht-hormonelles Mittel.
- Obwohl diese Behandlung PMS lindern kann, ist sie nicht für Frauen mit schwerer PMDS geeignet, auch nicht für Frauen, die an einer menstruationsbedingten Verschlimmerung ihrer Gemütsstörung leiden.

OPERATION

Wenn alles andere fehl schlägt, wird Ihnen Ihr Arzt womöglich eine Hysterektomie mit bilateraler Salpingo-Ophorektomie vorschlagen, eine Operation, bei der Gebärmutter, Eierstöcke und Eileiter entfernt werden. Sie induziert eine frühe Menopause. Dies ist eine drastische und kontroverse Lösung und Sie sollten gründlich darüber nachdenken, ob Sie dies wirklich wollen.

Die Hormonersatztherapie wird danach verordnet, um menopausale Beschwerden zu lindern. Nachdem die Gebärmutter entfernt wurde, reicht allein die Gabe von Östrogen. Progestogen ist nicht mehr erforderlich.

DARAUF SOLLTEN SIE ACHTEN

- Versuchen Sie vor Ihrer Entscheidung so viele Informationen wie nur möglich einzuholen. Nehmen Sie Kontakt mit einer Selbsthilfegruppe auf und diskutieren Sie mit Freunden und Familie darüber.
- Wie bei jeder anderen Operation gibt es einige Risiken, die mit der Narkose und der Operation in Zusammenhang stehen. Dazu gehören Hämorragie (Blutungen), Verletzungen der Blase, Zystitis und sehr selten die Entwicklung eines Blutgerinnsels in den Beinvenen (venöse Thrombose).
- Nach der Operation sollten Sie alles in Ruhe angehen. Sie benötigen Hilfe für die Kinder, für den Haushalt, zum Einkaufen und für alles, was schweres Heben und Tragen erforderlich macht.
- Für einige Frauen bedeutet die Operation weniger Lust am Sex. Andere wiederum empfinden eine derartige Erleichterung nach ihrer Operation, dass genau das Gegenteil der Fall ist.

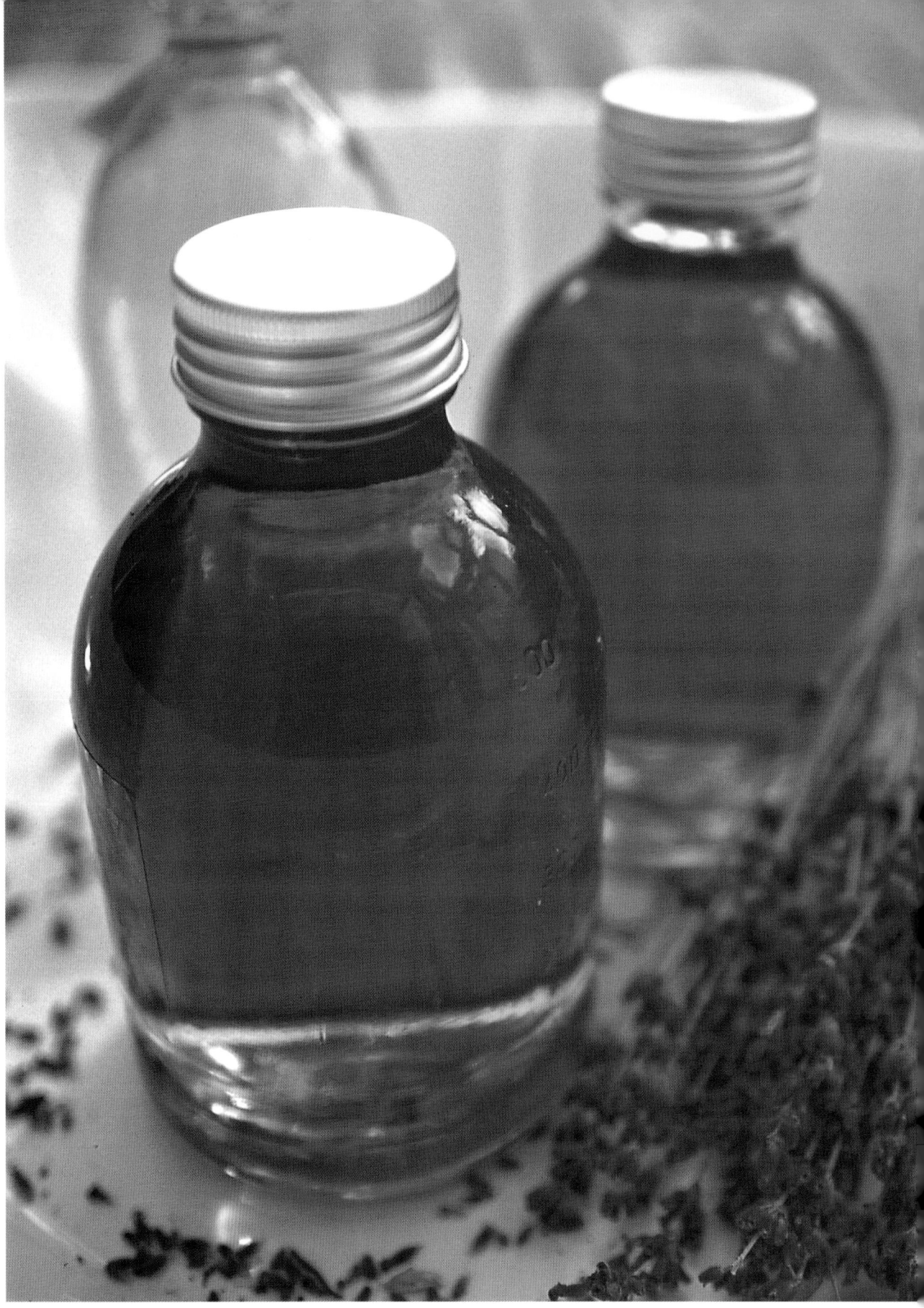

Viele der ergänzenden Therapien dürften sich bei PMS positiv auswirken, ob es nun um Akupunktur und Akupressur oder die Aromatherapie, Pflanzenheilkunde, Homöopathie, Massage und Reflexzonenmassage handelt. Keine dieser Therapien wird allerdings als herausragend angesehen, wenn es darum geht, einen besonders heilsamen Einfluss gerade auf PMS auszuüben. Dennoch erwartet die Forschung sowohl von der westlichen als auch von der chinesischen Pflanzenheilkunde und Akupunktur viel versprechende Resultate.

Die Art und Weise, in der alternative Therapeuten den Zusammenhang zwischen Gesundheit und Krankheit sehen, wird von vielen Frauen besonders geschätzt. Eine gute Gesundheit ist demnach der natürliche Zustand des Körpers, alles andere ist eine Abweichung davon. Großes Gewicht liegt zudem darauf, Verantwortung für die eigene Gesundheit zu übernehmen. Dies sei besser, als sich einfach in die Hand des Arztes zu begeben und auf Heilung zu warten. Eine Ansicht, die von der herkömmlichen Medizin nicht immer geteilt wird, aber die ergänzende Medizin für Leiden wie PMS besonders nützlich macht. Gerade weil viele Frauen berichten, sie fühlten sich in solcher Situation sozusagen außer Kontrolle.

Vor allem sind viele ergänzende Therapien aber äußerst entspannend, was wichtig ist, wenn zusätzlich Stress im Spiel ist. Und tatsächlich: Frauen mit PMS betonen häufig, dass sie nach der Behandlung besser in der Lage fühlen, mit den Symptomen zurechtzukommen, auch wenn diese nicht vollständig beseitigt sein sollten.

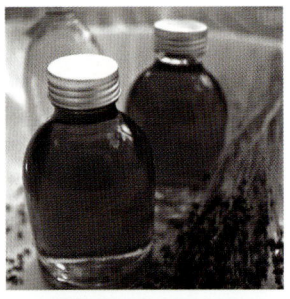

Die Pflanzenheilkunde

Eine ganze Reihe von Behandlungsformen, die inzwischen in die konventionelle Medizin Einzug genommen haben, findet ihren Ursprung in der Pflanzenheilkunde. Zu den bekanntesten – zumindest, wenn es um PMS geht – gehört das Öl der Abendschlüsselblume, das mittlerweile genauso wie das Johanniskraut (siehe Seite 49) seinen angestammten Platz auf der Verschreibungsliste bei prämenstruellen Brustschmerzen und -empfindlichkeit eingenommen hat.

Um die Selbstheilungskräfte des Körpers zu stimulieren, bedient sich die Pflanzenheilkunde aller möglichen Blumen, Bäume und Kräuter, die seit jeher und immer noch in allen Teilen der Welt genutzt wurden. Nach Schätzungen der Weltgesundheitsorganisation (WHO) verlassen sich 80 Prozent der Weltbevölkerung auch heute noch in der Medizin vorrangig auf Pflanzen.

Pflanzen unterstützen den Körper bei der Selbstheilung und bei der Vorbeugung gegen das Wiederauftreten von Krankheiten. Trotz ausgedehnter Forschung und Analyse konnten Wissenschaftler bislang keinerlei chemische Komponenten von Pflanzen lokalisieren. Allerdings haben sie entdeckt, dass

Ergänzende Behandlungsmethoden

VITEX AGNUS CASTUS
(Mönchspfeffer)

Erst in letzter Zeit wurde die Wirkung von Vitex agnus castus bei der Behandlung von PMS erforscht, einer Pflanze, die traditionell zur Linderung der PMS-Symptome eingesetzt wurde. Sie enthält verschiedene pflanzliche Inhaltsstoffe und setzt sich in ihrer Struktur ähnlich den weiblichen Sexualhormonen zusammen. Wissenschaftler vermuten, dass es ähnlich wirken könnte, wie das Corpus luteum (Gelbkörper), das in der lutealen Phase des Menstruationszyklus produziert wird. Es könnte zudem die Sekretion von Prolaktin regulieren helfen. In einer umfangreichen europäischen Studie, über die das renommierte „British Medical Journal" in der Januar-Ausgabe 2001 berichtete, wurde herausgefunden, das Vitex-agnus-castus-Tabletten bei den meisten PMS-Symptomen effektiver halfen als Placebos. Das galt für Reizbarkeit, Stimmungsschwankungen, Wutausbrüche, Kopfschmerzen und schmerzreiche, geschwollene Brüste.

DARAUF MÜSSEN SIE ACHTEN

- Mögliche Nebenwirkungen wie Magenverstimmungen, Jucken, Ausschläge, Haarausfall, Kopfschmerzen und Erschöpfung können auftreten.
- Vorsicht ist bei der Einnahme bestimmter Medikamente geboten, etwa Metoclopramid oder der Anti-Baby-Pille.

CIMICIFUGA RACEMOSA
(Traubensilberkerze, Schlangenkraut)

Die in Nordamerika beheimatete Pflanze wird seit jeher gegen menstruelle und menopausale Störungen genutzt. Wurzeln und Wurzelstöcke enthalten aktive pflanzliche Inhaltsstoffe mit einem östrogen-ähnlichen Effekt. Diese werden vom Körper zur Produktion von Progesteronen benutzt. Auch Salicylsäure, die Hauptkomponente von Aspirin, steckt in den Wurzeln. Sie hat entzündungshemmende und schmerzlindernde Eigenschaften. Obwohl hauptsächlich bei menopausalen Problemen hilfreich, machen die schmerzlindernden Eigenschaften die Pflanze zu einem nützlichen Mittel gegen Magenkrämpfe, Kopf- und Brustschmerzen.

DARAUF MÜSSEN SIE ACHTEN

- Mögliche Nebenwirkungen: Übelkeit, Erbrechen, Schwindel, Störungen des Nervensystems und der Sehkraft.
- Es könnte zu Wechselwirkungen mit anderen salicylsäurehaltigen Tabletten und Pflanzen oder Antikoagulanzien (zum Stoppen der Blutgerinnung) kommen.

SYMPTOME	HILFREICHE PFLANZEN
Verdauungsprobleme, Blutzuckerkontrolle	Enzian
Ängste und Anspannung	Hafer, Salbei, Kamille, Baldrian
Migräne	Feverfew (Mutterkraut)
Blähungen und Flüssigkeits-Ansammlungen	Löwenzahntee
Bauchkrämpfe	Himbeerblatttee, Kamille, Crampbark
Kopfschmerzen	Ingwer
Übelkeit in Verbindung mit Migräne	Zimt, Ingwer

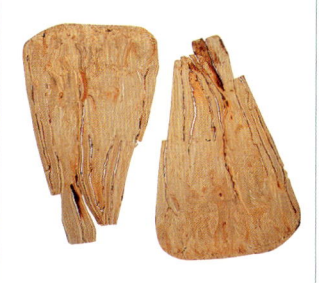

OBEN: In der chinesischen Medizin wird Dong Quai (Angelica sinensis, Engelwurz) gegen Frauenbeschwerden eingesetzt.

Vitamine, Mineralien, Kohlenhydrate, Spurenelemente und eine Reihe anderer pflanzlicher Inhaltsstoffe heilende Eigenschaften haben. Die unterschiedlichen Entwicklungen der Pflanzenheilkunde haben viele wirkungsvolle Behandlungsmethoden für PMS hervorgebracht und eine wachsende Zahl von Forschungsvorhaben beschäftigt sich mit ihrem Nutzen. Mehrere Pflanzenheilstoffe waren bereits in der Weise, wie sie auch für herkömmliche Medikamente Anwendung findet, Gegenstand klinischer Untersuchungen, wobei die Versuchsreihen nicht unbedingt unter so strenger Kontrolle standen wie bei denen orthodoxer Mittel.

ANGELICA SINENSIS
(Dong Quai, Engelwurz)

Dong Quai ist die Frauenmedizin par excellence in der traditionellen chinesischen Medizin. Wie man feststellen konnte, enthält es Vitamin B12, das bei PMS meist zu knapp bemessen ist, das schmerzstillende Mittel Ferulasäure und andere Verbindungen, die entspannend oder auch anregend auf die Gebärmutter wirken. Es wird bei Bauchkrämpfen, unregelmäßiger Periode und Menstruationsproblemen angewandt.

DARAUF MÜSSEN SIE ACHTEN

- Dong Quai kann Sonnenempfindlichkeit oder Ausschläge bei Sonneneinwirkung verursachen.
- Vermeiden Sie Medikamente, die stärkere Blutungen nach sich ziehen.

PIPER METHYSTICUM
(Kava Kava, Rauschpfeffer)

Im pazifischen Raum findet es seit Jahrhunderten in zeremoniellen Getränken, die Streit beilegen sollen, bei Hochzeitsfeiern und als Begrüßungsdrink für Fremde Anwendung. Der ganzjährige Strauch gehört zur Familie der Pfefferpflanzen und hat natürliche beruhigende Eigenschaften. Es wirkt auf das limbische System des Körpers und hilft bei der Kontrolle von Emotionen. Studien haben ergeben, dass Kava Kava sehr effektiv bei der Eindämmung von Ängsten wirkt, ohne die bei herkömmlichen Tranquilizern auftretenden Nebeneffekte hervorzurufen.

DARAUF MÜSSEN SIE ACHTEN

- Magenverstimmungen, Kopfschmerzen, Schwindel und Ausschläge sind die möglichen Nebenwirkungen.
- Setzen Sie die Einnahme ab, wenn Ihre Probleme fortbestehen.
- Wenn Sie Mittel einnehmen, die auf das zentrale Nervensystem wirken, sollten Sie mit Kava Kava vorsichtig umgehen.

VALERIANA OFFICINALIS
(Baldrian)

Der wirksame Inhaltsstoff ist eine Verbindung, die die Freisetzung von Gamma-Aminobuteryc-Säure blockiert. Dies vermindert die Aktivität des zentralen Nervensystems. Verschiedene Studien haben gezeigt, dass Baldrian die Zeit vermindern kann, die nachts zum Einschlafen benötigt wird (Schlaflatenz) und die Qualität des Schlafes allgemein erhöht. Dies gilt besonders für jüngere Frauen und Menschen, denen es schwer fällt, ausreichend Schlaf zu bekommen. Andere Wirkungsbereiche sind Bauchkrämpfe, Verstopfungen aufgrund eines gereizten Magens, Kopfschmerzen, Migräne und Ischias.

DARAUF MÜSSEN SIE ACHTEN

- Morgendliche Schläfrigkeit, Kopfschmerzen, Unruhe und ironischerweise auch Schlaflosigkeit können vorkommen.
- Baldrian sollte nicht unbegrenzt und auch nicht in Verbindung mit anderen sedativ wirkenden Mitteln eingenommen werden.

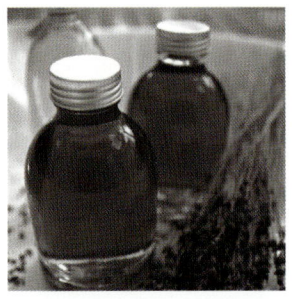

Ergänzende Behandlungs- methoden

Weitere Therapien

Eine ganze Reihe anderer ergänzender Behandlungsmethoden kann bei PMS hilfreich sein. Das gilt für Akupunktur, Aromatherapie, Homöopathie, Massage und Reflexzonenmassage. Sie sollten nicht von vornherein eine der Angebote als das beste ansehen, sondern durch Ausprobieren herausfinden, was Ihnen ganz persönlich am besten hilft. Und bei der Auswahl Ihres Therapeuten sollten Sie besonders darauf achten, jemanden zu finden – sie oder ihn – bei dem Sie sich wohl fühlen. Häufig ist eine persönliche Empfehlung der richtige Anfang auf dem Weg zu Ihrem Therapeuten. Sie sollten jedoch auf alle Fälle checken, ob der Therapeut richtig qualifiziert ist und nach ihrer oder seiner Erfahrung und den Erfolgen in der Behandlung von PMS fragen. Der Therapeut sollte Ihnen zudem eine Vorstellung von der Behandlungsdauer geben und Ihnen sagen, ab wann Sie wahrscheinlich eine Verbesserung Ihres Leidens erwarten dürfen.

AKUPUNKTUR UND AKUPRESSUR

Die Akupunktur ist heute eine von der Weltgesundheitsorganisation (WHO) anerkannte Behandlungsform, die bei über 40 Leiden – dazu gehört PMS – effektive Hilfe verspricht. Sie ist fester Bestandteil der weitaus umfassenderen traditionellen Medizin, die zudem Pflanzenheilkunde, Moxibustion (Wärmebehandlung), Ernährungstherapien und meditative Übungen wie Tai Chi einschließt.

Nach der traditionellen chinesischen Theorie sind auf unserem Körper über 2000 Akupunkturpunkte entlang zwölf Haupt- und acht sekundären Pfaden, den so genannten Meridianen, zu finden. Chinesische Therapeuten vermuten die Energie (Chi), die in den Meridianen fließt, zwischen der Hautoberfläche des Körpers und den inneren Organen.

Die körpereigene Lebensenergie Chi unterstützt, stärkt und verteidigt uns gegen mentale, physikalische und emotionale Krankheiten. Das Resultat eines blockierten, stagnierenden oder geschwächten Chi-Flusses ist eine angeschlagene Gesundheit. Der reibungslose Fluss des Chi hängt von der Balance zweier entgegengesetzter Kräfte – genannt Yin und Yang – ab. Yin ist dabei nach der Tradition die dunkle, passive, weibliche, kalte und negative Kraft, Yang hingegen das lichte, aktive, männliche, warme und positive Gegenstück. Von der Akupunktur wird angenommen, dass sie in der Lage ist, Yin und Yang auszugleichen und damit den Fluss des Chi und die Harmonie wiederherzustellen. Die Akupressur soll ähnliche Effekte erzielen. Hier werden aber anstelle der Nadeln die Finger benutzt, um einen Druck auf die Akupunktur-Punkte auszuüben. Wenn auch die Medizin beim Versuch gescheitert ist, die chinesische Theorie in das Gerüst der westlichen Medizin zu integrieren, besteht zumindest die Vorstellung, dass die Akupunktur ihre Wirkung tut, indem sie das zentrale Nervensystem zur Freisetzung von Botenstoffen stimuliert. Diese wiederum – so wird in der westlichen Medizin vermutet – veranlassen unser Gehirn, Schmerzen zu bezwingen oder etwa Endorphine (unsere „Wohlfühl-Hormone") freizusetzen bzw. andere Hormone, die unsere körpereigenen Regulationsmechanismen stimulieren können. Im Lichte neuerer Theorien über PMS und die Rolle von Neurotransmittern ist es allerdings kaum noch zu bestreiten, dass Akupunktur eine effektives Behandlungsmittel ist und tatsächlich haben einige Studien gezeigt, dass mit ihr die Hormone ausbalanciert werden können und Symptome gelindert werden.

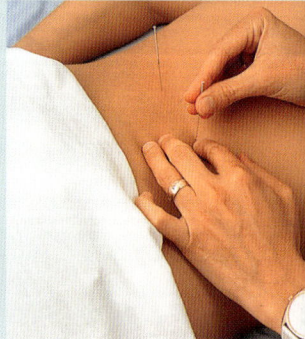

RECHTS: Akupunktur kann so auf chemische Botenstoffe wie Neurotransmitter einwirken, dass diese einen Zustand des Gleichgewichts im Körper wiederherstellen.

Die Aromatherapie bei PMS

Probieren Sie Folgendes aus:

→ Verwenden Sie zur Beruhigung und Entspannung ein paar Tropfen Clary sage, Geranie und Lavendel im Badewasser.

→ Kalte Lavendelkompressen eignen sich bei empfindlichen und schmerzhaften Brüsten.

→ Eine Massage mit Geranie, Bergamott und Rosmarin hilft gegen Müdigkeit und Lethargie.

→ Eine Kopf- und Halsmassage mit Lavendelöl kann Kopfschmerz und Migräne lindern.

→ Um Stress und Anspannung abzubauen, inhalieren Sie mit Sandelholz und Kamille.

HOMÖOPATHISCHE MITTEL BEI PMS

SYMPTOME	EMPFOHLENE MITTEL
Brustspannungen Weinerlichkeit Unregelmäßige Blutungen	Pulsatilla
Übelkeit Frösteln Schwache Libido Tendenz sich zurückzuziehen	Sepia
Wut- und Gewaltanfälle Reizbarkeit, Ängste Traurigkeit Wasseransammlung Brustschwellungen Kopfschmerz	Nat mur
Gleichgültigkeit Reizbarkeit Panikattacken, Wut und Anspannung Heißhunger auf Süßes	Kali mur

AROMATHERAPIE

In der Aromatherapie werden essenzielle Öle bei unterschiedlichen Behandlungsformen zur allgemeinen Verbesserung des körperlichen und emotionalen Gesundheitszustandes und Wiederherstellung des Gleichgewichts im Körper eingesetzt. Essenzielle Öle werden aus Rinde, Blättern, Früchten und Samen von Pflanzen, Blumen und Bäumen gewonnen. Es gibt etwa 150 verschiedene essenzielle Öle, die jedes für sich ganz einzigartige Aromen und Heileigenschaften haben. Die Anwendungen sind vielfältig: Inhalation, Diffusion, Verdampfung oder in Form von Bädern, Kompressen oder zum Einmassieren. Ganz genau weiß man noch nicht, wie essenzielle Öle wirken, es könnte allerdings etwas damit zu tun haben, dass die Hormone und Botenstoffe der Pflanzen in irgendeiner Form mit den Hormonen und Botenstoffen unseres Körpers interagieren. Doch, was da auch immer vor sich geht, wichtig ist, dass die Aromatherapie auf beides, körperliche Symptome wie Emotionen, einen außergewöhnlichen Effekt ausüben kann.

HOMÖOPATHIE

Man geht davon aus, dass man die Homöopathie bis weit in das fünfte Jahrhundert vor Chr. zurückverfolgen kann – bis zu Hippokrates, dem griechischen Vater der Medizin. Das Schlüsselprinzip, auf dem die homöopathische Medizin beruht, ist das Gesetz der Ähnlichkeit. Folgt man diesem Gesetz, dann kann dieselbe Substanz, die in großer Dosis Krankheitssymptome verursacht, diese in winziger Menge verabreicht tatsächlich heilen. Homöopathen gehen davon aus, dass ein Mittel umso kraftvoller oder potenter wirkt, je größer dessen Verdünnung ist. Aus diesem Grund verwenden sie auch unendlich kleine Dosen speziell präparierter tierischer, pflanzlicher und mineralischer Quellen, um die körpereigenen Selbstheilungsmechanismen so zu stimulieren, dass sie in Aktion treten. Es ist noch nicht endgültig geklärt, wie das Ganze eigentlich funktioniert, doch in der Homöopathie geht man davon aus, dass die Schwingungsenergie des jeweiligen Mittels die Heilung durch das Auslösen der – wie Samuel Hahnemann es ausdrückt – „vitalen Kraft" stimuliert. Die vitale Kraft wäre damit eine Art von heilender Kraft oder Energie ähnlich dem chinesischen Chi.

Gegen PMS würde der Homöopath ein kontitutionelles Mittel verordnen. Er oder sie sammelt dafür zuvor alle Details über Ihre Symptome. Krankheiten, die in Ihrer Familie vorkommen, Krankheiten, unter denen Sie einmal gelitten haben, Ihre Vorlieben und Abneigungen und vieles mehr. Ihre Symptome werden in der umgekehrten Reihenfolge ihres Auftretens wieder abklingen, von innen nach außen und von den wichtigeren Organen zu den nicht so bedeutenden. Es kann sein, dass Sie verschiedene Mittel nehmen müssen, um alle Ihre Symptome wieder loszuwerden, die sich vorübergehend sogar noch verschlimmern könnten. Nach der homöophatischen Vorstellung ist diese Verschlechterung des Zustands allerdings ein gutes Zeichen. Angeblich zeigt es an, dass die körpereigenen Selbstheilungsmechanismen ihre Arbeit aufgenommen haben.

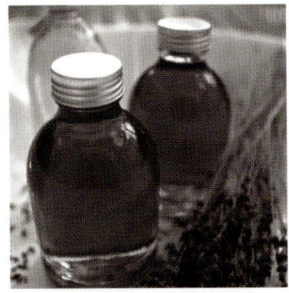

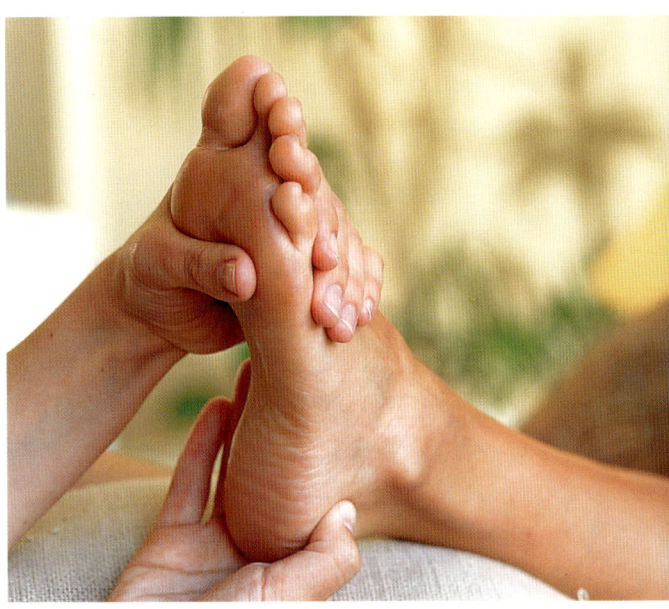

Ergänzende Behandlungs- methoden

RECHTS: Die Reflexzo- nentherapie geht davon aus, dass unterschiedliche Punkte an den Füßen mit Körperorganen und -gewe- ben korrespondieren.

MASSAGE

Durch emotionale Anspannung oder körperliche Schmerzen oder Beschwerden verursachte Muskelverspannungen kön- nen durch die Einengung der Blutgefäße bewirken, dass die Blutzirkulation sich verlangsamt.

Bei der Massage werden unter anderem die weichen Körpergewebe so manipuliert, dass sich emotionale Anspan- nungen lösen können, die Muskeln werden gelockert und der Blutfluss wieder in Gang gebracht. Es gibt die unterschied- lichsten Formen der Massage: Im Sport sollen zumeist Ver- letzungen behandelt oder verspannte Muskeln gelockert wer- den. Daneben kennen wir Shiatsu, die Reflexzonenmassage, die Aromatherapie, die indische Kopfmassage und die Mas- sage des Körpers (Thai-Massage). Bei all diesen unterschied- lichen Formen ähneln sich allerdings die Basistechniken: Sie bestehen aus Streichen, Kneten, Walken, Klopfen und Rei- ben. Je nach angewandter Technik kann eine Massage kräfti- gen oder entspannen. Bei emotionalen Symptomen wie Äng- sten oder Anspannung, Depression oder Stimmungsschwan- kungen kann die Massage ungemein hilfreich sein. Durch die Stimulation der Blutzirkulation und des Lymphsystems kann sie zudem zur Auflösung von Flüssigkeitsansammlungen bei- tragen.

REFLEXZONENMASSAGE (Reflexzonentherapie)

Bei diesem Massagetyp wird Druck auf die Reflexpunkte an den Füßen (manchmal auch an den Händen) ausgeübt, um die körpere nen Selbstheilungsmechanismen anzuregen. Die Therapeuten be- haupten, dass die Druckausübung auf diese Punkte beides, ment und körperliche Gesundheit, verbessern kann. Es gibt noch keine gültigen Erkenntnisse über die exakte Wirkungsweise der Reflex nenmassage. Ähnlich wie die Akupunktur könnte sie aber etwas r der Stimulierung von Botenstoffen über das Nervensystem zu tur ben. Beide, Hände und Füße, sind mit Nervenenden übersät.

Folgt man der Theorie der Therapeuten, so hat jeder Teil uns Körpers einen korrespondierenden Punkt an den Füßen. Und so v davon ausgegangen, dass der Druck auf die Punkte, die mit den e krinen Drüsen oder den Eierstöcken, Gebärmutter und Eileiter kor spondieren, eine Verbesserung der PMS-Symptome erreichbar is Speziell auf PMS bezogen gibt es leider noch keine Studien, eine die der Reflexzonentherapie während der Schwangerschaft schei lerdings den Gedanken zu unterstützen, das tatsächlich etwas da sein könnte. Die Studie wurde 1995 mit 37 Schwangeren durchge führt. Die Frauen mit Reflexzonentherapie berichteten von einer k zeren und weniger schmerzvollen Geburt als gewöhnlich und es k zudem weniger häufig zum Kaiserschnitt. Davon ausgehend, dass viele derselben Hormone und hormonellen Vorgänge bei Geburt u PMS gleichermaßen beteiligt sind, ist es nicht von der Hand zu w sen, dass die Reflexzonentherapie auch bei einigen PMS-Sympto wirkungsvoll sein könnte.

Weitere ergänzende Therapien, die PMS-Symptome lindern können

THERAPIE	WIE SIE EINGESETZT WERDEN
Bachblütentherapie	Die Heilmittel sollen bei der Verbesserung emotionaler Symptome unterstützend wirken: Espe (Zitterpappel) bei Ängsten, Stechginster bei Depressionen, Holzapfel bei Selbstekel, Kirschpflaume bei Gefühlen, wie „außer Kontrolle" geraten zu sein, Wilder Senf bei plötzlichen Depressionen, Scleranthus (einjähriger Knäuel) bei Stimmungsschwankungen, Olive und Hainbuche bei Erschöpfung und chronischer Müdigkeit. Diese pflanzlichen Heilmittel erhalten Sie in der Apotheke.
Farbtherapie	Es ist bekannt, dass bestimmte Farben die Stimmung beeinflussen können. So wirkt blau beruhigend, während rot stimuliert und die Energie steigern kann. Diese Erkenntnisse können Sie sich etwa bei der Auswahl Ihrer Kleidungsstücke oder der Gestaltung Ihres Wohnumfeldes zu Nutze machen.
Hypnotherapie	Die Hypnotherapie soll auf das vegetative Nervensystem einwirken. Wir haben bereits gesehen, das dies auch eine Rolle bei PMS spielt. Das Behandlungssystem hat sich zudem beim Einsatz gegen die Symptome des Reizdarmsyndroms (RDS) bewährt.
Naturopathie	Die Naturopathie nutzt die Elemente der Natur, um den Körper zur Selbstheilung anzuregen: Etwa die Nahrung, die wir zu uns nehmen, unsere Luft zum Atmen, das Wasser (Hydrotherapie) und sportliche Übungen. Viele naturopathische Prinzipien ähneln den Anregungen zur Änderung unseres Lebensstils auf die wir tagtäglich überall aufmerksam gemacht werden.

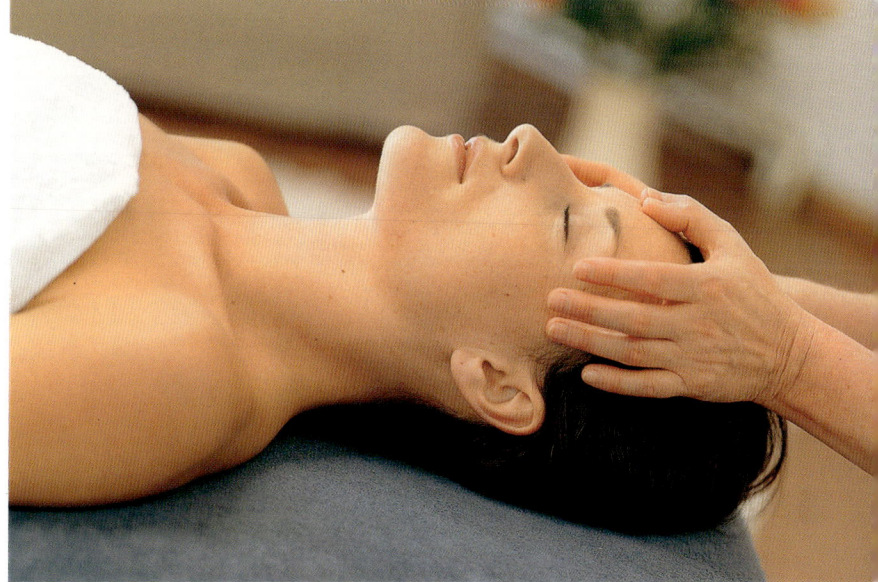

RECHTS: Wie die Kopfmassage können auch andere Massageformen die Blutzirkulation anregen und viele PMS-Symptome verringern.

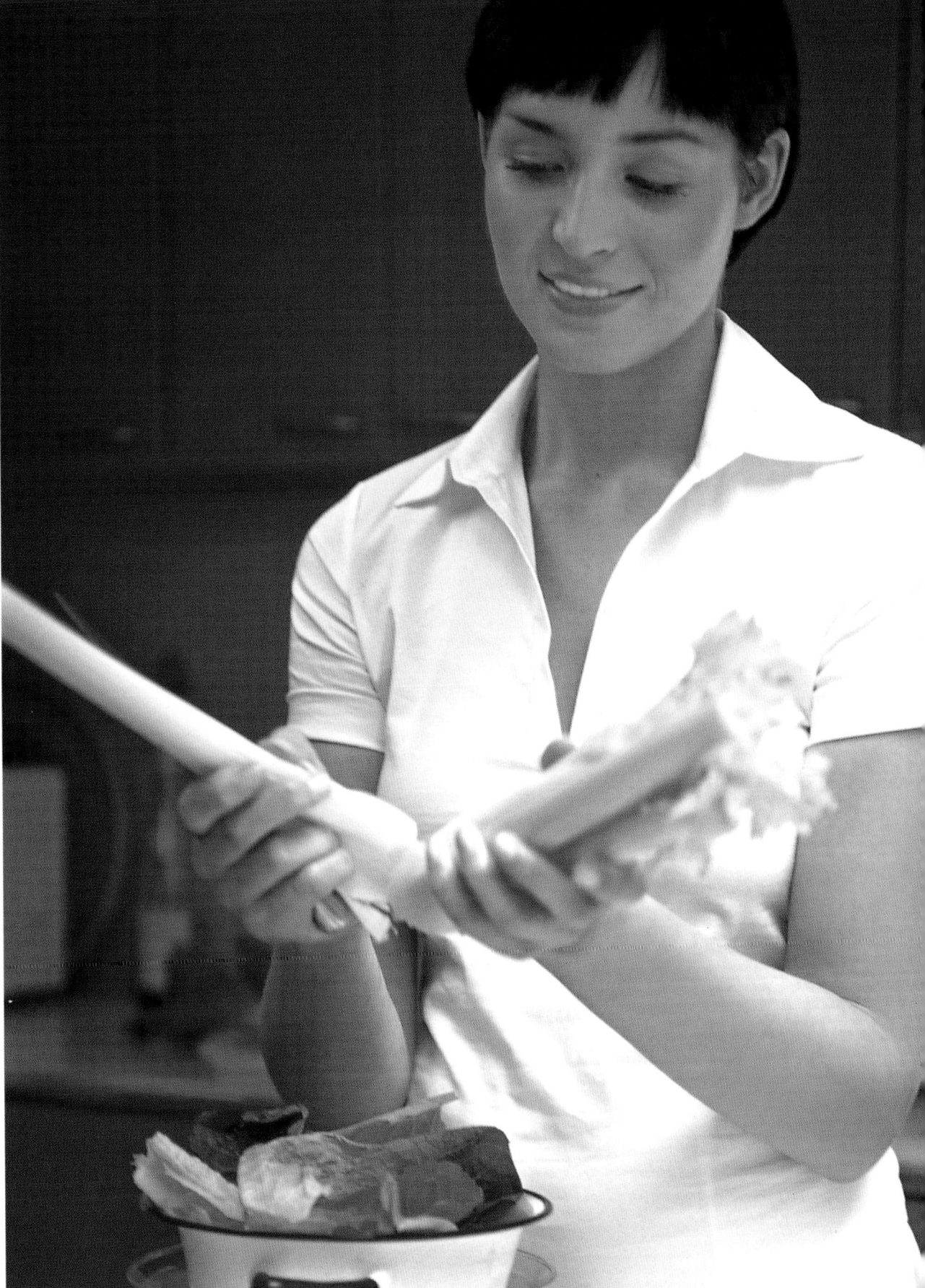

Von vielen Experten wird angenommen, dass der typischen westlichen fabrikveredelten Nahrungszusammensetzung mit ihrem hohen Gehalt an Zucker, Salz, Alkohol, Koffein und tierischen Fetten eine Schlüsselrolle bei der ansteigenden PMS-Rate zukommt. Auch das vermehrte Auftreten von Herzerkrankungen, Diabetes, Krebs und verschiedenen Zivilisationserkrankungen wird auf falsche Ess- und Trinkgewohnheiten zurückgeführt.

In diesem Kapitel erfahren Sie, wie eine Umstellung der Ernährung auch bei Ihnen zu einer Heilung von PMS führen kann – und so etwas passiert nicht selten – oder zumindest die Symptome von PMS substanziell vermindert. Und – Sie werden sich vielleicht wundern – eine qualitative Verbesserung Ihrer Ernährung besteht nicht etwa darin, sich in irgendeiner Form einzuschränken. Sie dürfen sich im Gegenteil aus einer reichhaltigen Palette von köstlichen und nahrhaften Produkten bedienen. Sie können sicher sein: Wenn Sie erst einmal auf den Geschmack gekommen sind, werden Sie so begeistert sein, dass Sie von Ihrem neuen Ernährungsverhalten nie mehr lassen wollen.

Die „Zutaten" der gesunden Ernährung

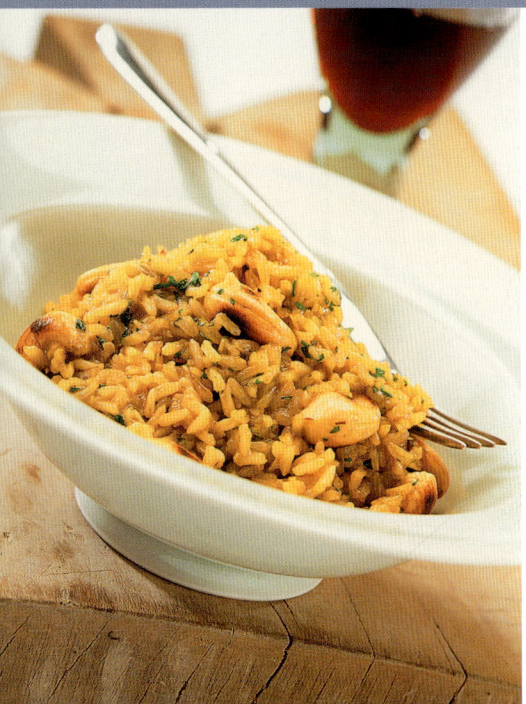

OBEN: Komplexe Kohlenhydrate, wie sie etwa in Naturreis vorkommen, gehören zu den wichtigen Bestandteilen einer gesunden und ausgewogenen Ernährung.

Es ist schon einfach am Ende eines arbeitsreichen Tages: Man öffnet den Kühlschrank und entnimmt ihm ein Fertiggericht oder man greift zum Gemisch aus der Tüte. Einfacher zumindest, als etwas Frisches zuzubereiten. Daran ist auch nichts auszusetzen, wenn dies gelegentlich vorkommt. Wenn Sie das allerdings grundsätzlich so halten, könnten Sie Ihrem Körper essenzielle Nährstoffe vorenthalten und selbst etwas zu Ihren PMS-Symptomen beitragen. In einer der jüngsten Studen über die Zusammenhänge zwischen Ernährung und PMS zeigte sich, was Betroffene im Vergleich zu gesunden Frauen in der Kontrollgruppe zu sich nahmen:

→ **62 Prozent mehr verarbeitete Kohlenhydrate**
→ **75 Prozent mehr raffinierten Zucker**
→ **79 Prozent mehr Milchprodukte**
→ **78 Prozent mehr gesalzene Nahrungsmittel**
→ **53 Prozent weniger Eisen**
→ **77 Prozent weniger Mangan und**
→ **52 Prozent weniger Zink.**

Experten stimmen darin überein, dass die beste Ernährung für eine rundum gute Gesundheit – das gilt natürlich auch für PMS-Leidende – auf einer Grundlage von stärkehaltigen, kohlenhydratreichen Nahrungsmitteln zusammen mit viel Obst und Gemüse aufgebaut sein sollte. Sie beinhaltet ein wenig Protein, einige Milch- oder kalziumhaltige Produkte und eine bestimmte Menge ungesättigter Fette, die in Gemüse, Samen, Nüssen und Getreidesorten vorkommen anstatt der gesättigten Fette in Fleisch und anderen tierischen Produkten. Fettiges und Zuckerhaltiges wie Kuchen, Kekse oder Gebäck sollte möglichst ganz gemieden werden oder der „gelegentlichen Versuchung" vorbehalten sein.

Nährstoffe wie Vitamine, Mineralien und essenzielle Fette arbeiten im Körper synergetisch zusammen – das bedeutet, sie benötigen einander für eine maximale Aufnahme (Absorption). Eine gesunde Ernährung ist deshalb zuallererst eine ausgewogene Ernährung. Wenn Sie sich aus der Vielfalt frischer Nahrungsmittel bedienen, sind Sie bereits auf dem besten Weg, Ihren allgemeinen Gesundheitszustand zu verbessern und die Kontrolle über Ihre Symptome zu gewinnen.

Die Ernährung im Einzelnen

STÄRKEHALTIGE NAHRUNGSMITTEL

Die größte Portion auf Ihrem Teller sollte bei einer Hauptmahlzeit aus stärkehaltigen, kohlenhydratreichen Nahrungsmitteln bestehen. Das sind:

· Vollkorncerealien, etwa Vollkornreis
· Vollkornteigwaren
· Couscous

- Brot, etwa Chapatti oder Vollkorn-Fladenbrote
- Roggenbrot
- Stärkehaltiges Gemüse, etwa Kartoffeln, Yamwurzel oder Süßkartoffeln.

Nach den Erkenntnissen der Wissenschaft steigert eine Ernährung, die reich an diesen Stoffen ist, die Serotonin-Produktion im Gehirn. Die Wurzeln einiger PMS-Symptome könnten auf einem zu niedrigen Serotonin-Spiegel beruhen. Stärkehaltige Nahrungsmittel sind zudem eine wertvolle Ballaststoff-Quelle, also wichtig, damit der Blutzuckergehalt ausgeglichen bleibt und damit die Symptome von Verstopfungen oder dem Reizdarm-Syndrom gebessert werden, die sich bei PMS häufig verschlimmern.

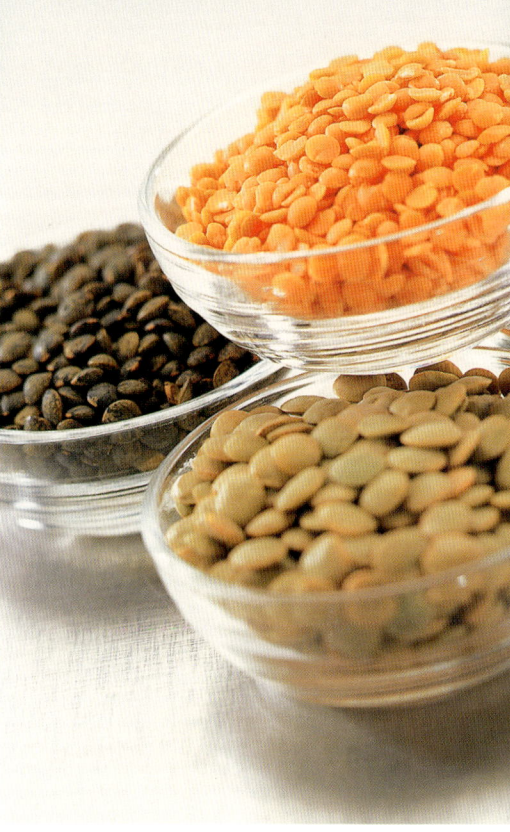

OBST, GEMÜSE, NÜSSE UND HÜLSENFRÜCHTE

Pflanzliche Nahrungsmittel wie Salate, Hülsenfrüchte, Nüsse und Samen sollten die nächstgrößte Portion auf Ihrem Teller bilden. Setzen Sie sich zum Ziel, fünf – am besten noch mehr – Portionen Obst oder Gemüse am Tag zu sich zu nehmen. Das wird Ihre Aufnahme von Ballaststoffen, Vitaminen, Mineral- und anderen Nährstoffen erhöhen, deren Knappheit ein wesentlicher PMS-Faktor zu sein scheint. Obst und Gemüse sind zudem reich an bioaktiven Substanzen, also sekundären Pflanzenstoffen, die ausgleichend auf den Östrogenspiegel wirken und einen gewissen Schutz gegen Herzerkrankungen, Osteoporose und Brustkrebs nach der Menopause bieten.

OBEN: Hülsenfrüchte wie diese sind reich an Vitaminen, Mineralstoffen und löslichen Ballaststoffen.

UNTEN: Milch und Molkereiprodukte wie Butter und Käse gelten als reiche Kalziumquelle

VITAMINE UND MINERALSTOFFE

Die Sache mit dem Kalzium

Wie Studien gezeigt haben, konsumieren viele Frauen zu wenig Kalzium, besonders, wenn sie aus irgendeinem Grund eine Diät einhalten oder die Nahrungsmittelaufnahme einschränken. Einige Experten vermuten, dass Frauen mit PMS unter Kalziummangel leiden, der sich in der zweiten Hälfte des Menstruationszyklus bemerkbar macht, wenn der Hormonspiegel schwankt. Dies könnte Stimmungsschwankungen, Reizbarkeit und Depressionen erklären. Wenn Sie für ausreichend kalziumreiche Nahrungsmittel in Ihrer Ernährung sorgen, so ist das natürlich nicht nur ein vernünftiger Schritt, um das PMS-Leiden zu erleichtern, es stärkt darüber hinaus Ihre Knochen und schützt Sie damit vor Osteoporose. Wenn Sie keine kalziumreichen Milchprodukte mögen oder diese nicht essen dürfen, können Sie Ihren Bedarf natürlich auch mit Brot, Müsli, Sojamehl, Paranüssen, Mandeln Sardinen, Garnelen, Sprotten, jungem Hering und einigen abgefüllten Wassersorten stillen.

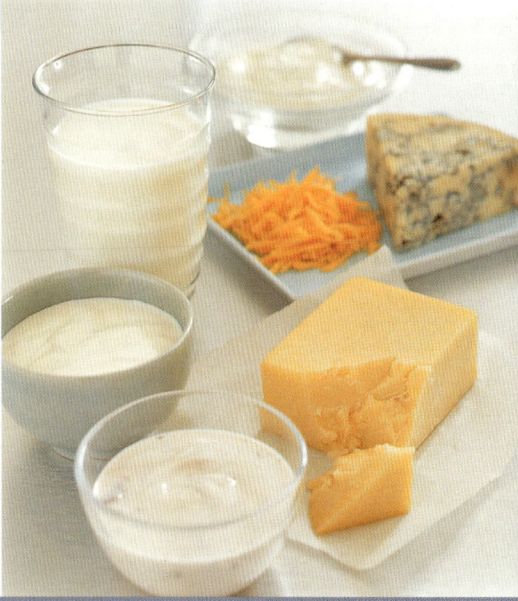

Erhöhen Sie Ihre Aufnahme von essenziellen Fettsäuren (EFS)

→ Der erste Schritt, eine gute Versorgung mit EFS sicherzustellen, ist eine gesunde, nährstoffreiche Ernährung.

→ Überprüfen Sie Ihre Kochgewohnheiten. Vermeiden Sie kräftiges Braten, Ausnahme ist kurzes Anbraten mit einem Saatöl wie etwa Sesam.

→ Schränken Sie sich bei tierischen Fetten ein.

→ Essen Sie viel Gemüse, Salate, Nüsse und Samen.

→ Meiden Sie Alkohol und Tabak.

→ Verzichten Sie auf verarbeitete Kohlenhydrate.

→ Mixen Sie sich eine Samenmischung und streuen Sie diese über Cerealien und Salate. Kurzes Anrösten in einer beschichteten Pfanne gibt den Samen eine fabelhaft knusprige Struktur.

→ Achten Sie darauf, Nahrungsmittel-Substitutionen zu nehmen.

→ Omega-3- und Omega-6-Fettsäuren wirken harmonisch miteinander, Sie benötigen also beide (siehe gegenüber liegende Seite).

→ Essenzielle Fettsäuren brauchen Magnesium, die Vitamine C, B3 und B6, um effektiv zu sein. Achten Sie darauf, dass Sie reichlich Ergänzungsstoffe zu sich nehmen, entweder über die normale Nahrung oder über ergänzende Multivitamin- oder Mineralienpräparate.

Zaubernährstoff Magnesium

Bereits auf Seite 51 haben wir gesehen, dass Magnesium einer der wichtigsten Nährstoffe für Frauen mit PMS ist. Es verbessert zudem die Absorption von Kalzium aus der Nahrung und ist damit essenziell, wenn Sie einen Nutzen aus der erhöhten Aufnahme von Kalzium ziehen wollen. Eine weitestgehend verarbeitete Ernährung verursacht einen Magnesiummangel. Auch Alkoholgenuss lässt diese Mangelerscheinung entstehen.

Magnesium steckt in grünblättrigen Gemüsesorten, Vollkornmehl, Brot, Cerealien und Pasta, Erdnüssen, Sojamehl, Mandeln und Paranüssen.

Begeisterung für Zink

Frauen mit PMS könnten ein Defizit an Zink, einen weiteren Mineralstoff, vorweisen. Er ist lebenswichtig für die Bildung von Insulin und ebenso unabdinglich für die Gehirnfunktionen und die Gesundheit der Fortpflanzungsorgane. Mit Vitamin A eingenommen, kann Zink eine Verringerung der prämenstruellen Akne bewirken (siehe Seite 51). Hohe Alkohol- oder Koffeinspiegel können sich störend auf die Zinkaufnahme des Körpers auswirken und auch, wenn Sie große Mengen Vitamin B6 zu sich nehmen, brauchen sie eine erhöhte Zinkdosis. Zink steckt in Steak, Lammhack, Schweinelendchen, Weizenkeimen, Bierhefe, Kürbissamen, Mandeln, Erdnüssen, Eiern, Truthahn, Müsli und Senf.

Vitamin E

Vitamin E ist ein Antioxidans. Es kann Erschöpfung lindern, wirkt als harntreibendes Mittel und es hilft nachgewiesenermaßen gegen geschwollene und empfindliche Brüste.

Vitamin E steckt in Weizenkeimen, Soja, Brokkoli, grünblättrigem Gemüse, Spinat, Vollweizen, Vollkorncerealien, Haselnüssen, Mandeln und Sonnenblumenöl.

Setzen Sie auf Chrom

Chrommangel scheint besonders wichtig im Zusammenhang mit Erschöpfung und Stimmungsschwankungen, die durch fallende Blutzuckerwerte hervorgerufen werden. Chrom bewirkt zusammen mit Insulin den Zuckerstoffwechsel im Körper. Chrom steckt in Fleisch, Kalbsleber, Huhn, Meeresfrüchten, Lammhack, Maisöl, Kammmuscheln und Bierhefe.

FETTE

Eine fettreiche Ernährung kann die Symptome von PMS verschlimmern, genauso wie sie natürlich die Neigung zu Fettleibigkeit, Herzkrankheiten und diversen anderen medizinischen Problemen erhöht. Sicher ist, dass die gesättigten Fette in rotem Fleisch und anderen tierischen Produkten, Käse oder Wurst, auf ein Minimum beschränkt werden sollten. Es ist wichtig, die Finger von den Transfetten zu lassen – industriell hergestellte Fette, die in gekauften Keksen, Kuchen und Gebäck versteckt sind.

Bestimmte Fette sind jedoch unerlässlich für eine optimale Gesundheit. Es handelt sich um die essenziellen Fettsäuren (EFS), die alle Zellen unseres Körpers bei der Bildung von gesunden Zellmembranen unterstützen. Der Körper braucht sie zudem zur Produktion von Prostaglandinen. Diese hormonähnlichen Botenstoffe, die in viele körpereigene Prozesse einbezogen sind, beteiligen sich an der Kontrolle von Entzündungen, der Flüssigkeitsbalance im Körper, der Regulierung des Blutzuckers und mentalen Funktionen. Da unser Körper selbst keine EFS herstellen kann, müssen diese aus der Nahrung bezogen werden.

Bekannt sind zwei Arten von EFS: Omega-6 steckt in Nüssen, Samen und pflanzlichen Nahrungsmitteln, Abendschlüsselblumenöl, Schwarze-Johannesbeeren-Öl und Borretschöl. Omega-3 findet sich vor allem in fettem Fisch, aber auch in bestimmten Saatölen.

Omega-6-Öle bieten eine ganze Reihe nützlicher Effekte. Für PMS-Leidende ist allerdings besonders die Tatsache relevant, dass sie vom Körper zur Bildung von Gamma-Linolen-Säure (GLS) genutzt werden, die wiederum Entzündungen und Schmerzen lindern kann. Damit sind Omega-6-Öle nützlich bei der Behandlung prämenstrueller Brustempfindlichkeiten und Bauchkrämpfe. Eine weitere Eigenschaft ist die Unterstützung des Insulinspiegels im Blut. Damit wird eine Unterzuckerung vermieden, die mit Müdigkeit und schlechter Stimmungslage einhergehen könnte.

Auch die Omega-3-Öle sind für PMS-Betroffene von Bedeutung. Sie unterstützen die Gehirnfunktionen, die wiederum Konzentration und Gedächtnis, Koordination und Stimmung anregen. Sie sind am Stoffwechsel beteiligt, reduzieren Entzündungen und erhalten den Wasserhaushalt des Körpers aufrecht.

Zu viel tierisches Fett, Alkohol, Infektionen und ein Mangel an Vitaminen und Mineralien: All das kann die Möglichkeiten Ihres Körpers schmälern, essenzielle Fettsäuren zu verstoffwechseln.

Anmerkung: Auf Seite 51 finden Sie weitere Informationen über essenzielle Fettsäuren und GLS. Wenn Sie eine Blutkrankheit oder Probleme mit Blutungen haben, sollten Sie Fischöle nur auf Anweisung Ihres Arztes zu sich nehmen.

BIOLOGISCHE NAHRUNGSMITTEL

Eine andere Maßnahme, die PMS-Symptome verbessern könnte, ist, auf „Bio" zu setzen. Umweltabhängige Östrogene – bekannt als Xenoöstrogene oder buchstäblich „fremde Östrogene" – sind in vielen Pestiziden vorhanden, die zum Spritzen von Obst und Gemüse und in Fleischzusätzen benutzt werden. Es wird angenommen, dass diese die körpereigene natürliche Östrogenproduktion unterbrechen, indem sie an die Östrogenrezeptoren andocken und diese blockieren. Zudem geht man davon aus, dass sie sich auf die Wirkungsweise der körpereigenen Sexhormone auswirken. Das Wechseln zu einer vegetarischen Ernährungsform oder wenigstens die Aufnahme von mehr vegetarischen Gerichten in den Speiseplan und der Kauf von Bio-Fleisch, -Obst und -Gemüse sooft dies möglich ist, hilft bei der Reduzierung der Gefährdung durch diese Stoffe und gleichzeitig bei der Verminderung im Verzehr tierischer Fette, in denen sich Xenoöstrogene speichern.

OMEGA-6-QUELLEN	OMEGA-3-QUELLEN
Mais	Hanf
Hanf	Leinsamen
Kürbis	Kürbis
Sesam	Hering
Soja	Lachs
Sonnenblumenkerne	Sardinen
Walnüsse	Schwertfisch
Weizenkeime	Thunfisch
Mandeln	Makrele
	Bohnen
	Spinat
	Weizen

UNTEN: Walnüsse enthalten Omega-6-Fettsäuren, die entzündungshemmend und schmerzlindernd wirken können.

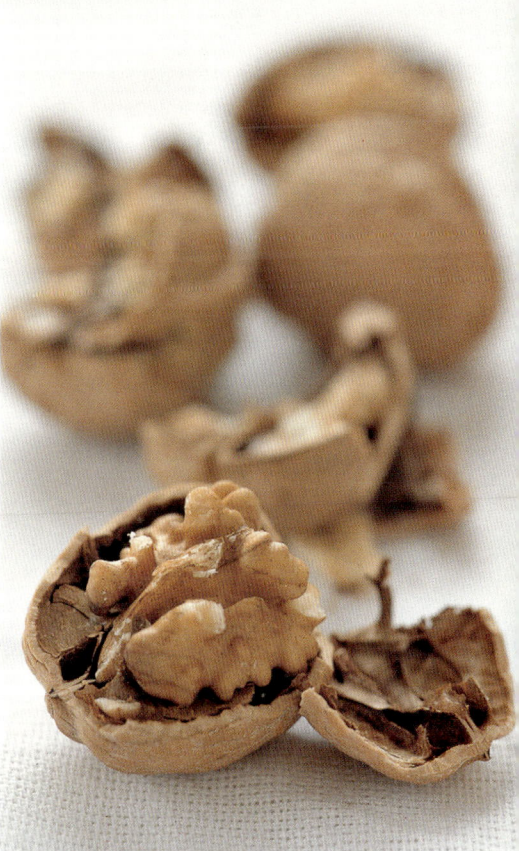

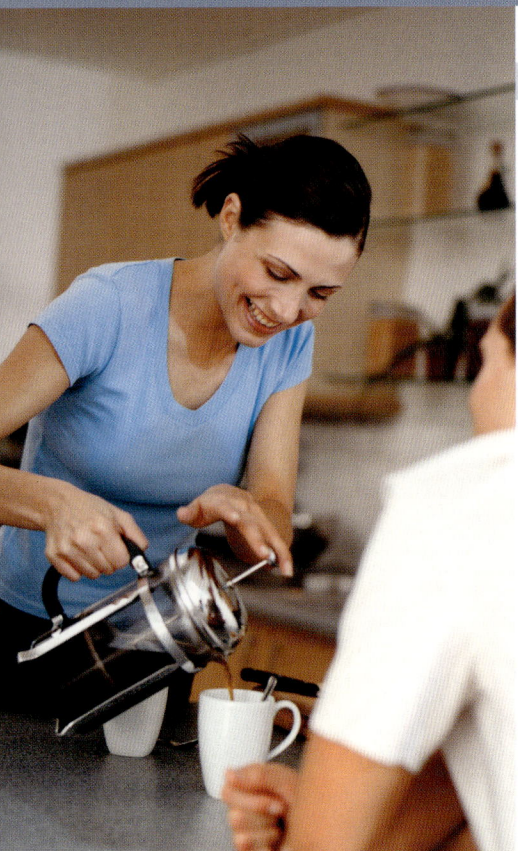

OBEN: Zu viel Koffein, hauptsächlich aus Kaffee oder Tee, kann PMS-Symptome verschlimmern.

UNTEN: Ihr Körper dankt es Ihnen, wenn Sie viel Wasser trinken, da er es zur Aufnahme der Nährstoffe benötigt.

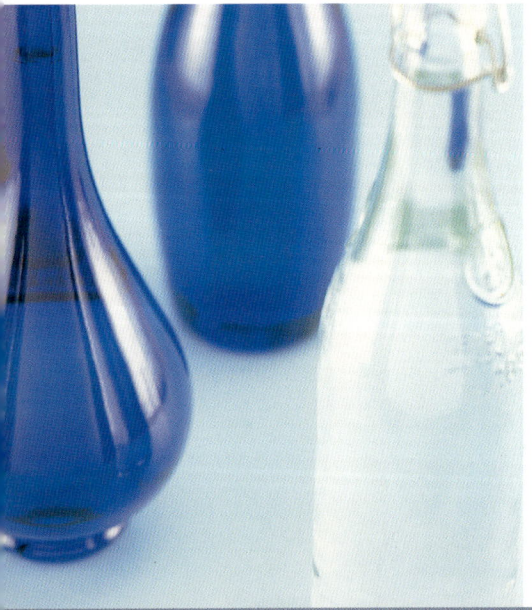

Viel Wasser zu trinken, verhilft Ihnen dazu, die wertvollen Nährstoffe aus der Nahrung zu absorbieren. Zudem können Sie bei Übergewicht mit purzelnden Pfunden rechnen und die Aufrechterhaltung des Flüssigkeitsgleichgewichts unterstützen. Entgegen der landläufigen Meinung wird mit dem Einschränken der Flüssigkeitsmenge tatsächlich eher eine Verschlimmerung als eine Verbesserung des Aufgedunsenseins erreicht. Koffeinhaltige Getränke können allerdings zu zusätzlichen Blähungen führen. Nehmen Sie sich vor, mindestens acht Gläser Wasser im Laufe des Tages zu trinken (etwa 2,5 Liter) oder mehr, wenn Sie Sport treiben.

Meiden Sie diese Nahrungsmittel

Während im Zusammenhang mit der Ernährung zur Linderung von PMS hauptsächlich darüber berichtet wird, was Sie essen oder trinken dürfen, gibt es natürlich auch einige Nahrungsmittel und Getränke, die Sie eher meiden sollten. Einige davon sollten am besten auf überhaupt keinem Tisch Platz finden, zumindest aber nur in ganz geringen Mengen. Und das gilt für alle, die sich gesünder ernähren wollen. Andere sollten speziell deshalb gemieden werden, weil sie die Symptome von PMS-Leidenden verstärken können. Ob dies auch auf Sie zutrifft, können Sie nur durch häufiges Probieren feststellen.

→ **Zucker** In Süßigkeiten, Kuchen und Gebäck aber auch als versteckte Zutat in verarbeiteten Nahrungsmitteln, wie Frühstückscerealien, Riegeln und Snacks steckt Zucker. Viele Frauen mit PMS scheinen in besonderer Weise empfindlich auf die Auswirkungen des Zuckers zu reagieren, etwa mit vermehrter Insulinproduktion. Diese wiederum kann zu Flüssigkeitsansammlungen und dem Ausscheiden von Magnesium führen.

→ **Weizen** Vollkorncerealien bilden, wie wir bereits gesehen haben, die Grundlage einer gesunden Ernährung. Manche Frauen mit PMS scheinen jedoch empfindlich auf Weizen oder Gluten zu reagieren, einem Proteintyp, der auch in anderen Getreidesorten vorkommt. Wenn dies auch auf Sie zutreffen sollte, könnte der Verzicht auf Weizen eine dramatische Entlastung Ihrer PMS-Situation bedeuten.

→ **Salz** Die meisten von uns essen viel zu viel Salz (Natrium). Auch wenn Sie darauf verzichten, beim Kochen Salz zu verwenden oder alles mögliche nachzusalzen, nehmen Sie mit einer Ernährung aus industriell verarbeiteter Kost Unmengen an verstecktem Salz zu sich. Ein hoher Salzkonsum ist mit dem Risiko eines zu hohen Blutdrucks oder von Herzerkrankungen verbunden. Aber auch die Osteoporose und Magenkrebswahrscheinlichkeit steigt. Das ist allerdings noch nicht alles: Salz kann Blähungen, Brustspannungen und Wasseransammlungen verschlimmern. Und während die Wasseransammlungen bei PMS zuallererst durch die hormonbedingten Veränderungen in der Flüssigkeitsbalance des Körpers hervorgerufen werden, kann ein zu hoher Salzverbrauch diese Angelegenheit noch weiter verschlimmern. Studien haben ergeben, dass eine Herabsetzung der verbrauchten Salzmenge zu unmittelbaren Gewichtsverlusten führt. Meiden Sie verarbeitete Nahrungsmittel und salzen Sie am Tisch nicht nach. Übrigens: Obst und Gemüse sind reich an Kalium, das den Natriumhaushalt unseres Körpers reguliert.

→ **Rotes Fleisch** Es gibt stichhaltige Hinweise dafür, dass Frauen, die viel rotes Fleisch essen, eher zu PMS neigen. Obwohl der Eisengehalt bei rotem Fleisch hoch ist – Eisen ist ein wichtiger Nährstoff für Frauen im Fortpflanzungsalter – ist es leider sehr reich an gesättigten Fetten, die in der Lage sind, die Bildung von Prostaglandinen zu blockieren. Zudem kann rotes Fleisch Reizdarm-Symptome verschlimmern. Alternativ bieten sich Fisch, Geflügel und Wild an, die nur wenige gesättigte Fette enthalten. Auch Vollkornprodukte und dunkles grünes Gemüse sind in gewisser Weise geeignet, den Eisenhaushalt des Körpers zu sichern.

→ **Koffein** Mit dem Genuss von Kaffee, Tee, Cola und anderen koffeinhaltigen Softdrinks können wir uns stimulieren. Doch neben diesem kurzzeitigen Kick ist der Stoff in der Lage, andere Symptome hervorzurufen: Er kann Ängste, Reizbarkeit, Kopfschmerzen und Migräne hervorrufen und verschlimmern. Zu viel Koffein kann zudem Spannungen in der Brust hervorrufen und machtvollen Einfluss auf den Verdauungstrakt ausüben, der die Symptome des prämenstruellen Reizdarms verschlimmern kann. Koffein konkurriert mit unseren natürlichen chemischen Verbindungen im Gehirn und stört den natürlichen Fluss der körpereigenen Wohlfühl-Hormone. Wenn Sie nur leichte PMS-Symptome haben, sollten sie Ihren täglichen Koffeingenuss auf eine Tasse Kaffee und wenige Tassen Tee begrenzen. Bei schweren Symptomen sollten Sie ganz auf Koffein verzichten und statt dessen Wasser oder Kräutertees bevorzugen.

→ **Alkohol** Ein maßvoller Umgang mit Alkohol kann sehr wohl zu einer gesunden Ernährung gehören. Exzessives Trinken kann allerdings PMS arg verschlimmern. Einige Frauen sehnen sich vor Ihrer Periode nach Alkohol, es ist allerdings erwiesen, dass PMS-Betroffene empfindlicher auf dessen Auswirkungen reagieren. Genau wie raffinierter Zucker verursacht Alkohol einen schnellen Anstieg des Blutzuckers, dem ein ebenso schnelles Abfallen folgt. Er wirkt zudem sedativ, kann die Schlafmuster verändern und das Verdauungssystem irritieren.

Wenn Ihr PMS nicht sehr stark ausgebildet ist, können Sie wahrscheinlich bis zu zwei kleine Gläser Wein (a' 0,1 l) am Tag vertragen. Bei schwereren Symptomen sollten Sie eine Weile ganz auf Alkohol verzichten, um festzustellen, ob die Symptome abklingen. Wenn Sie aber schon Alkohol trinken, sorgen Sie wenigstens dafür, gleichzeitig etwas zu essen. Ein leerer Magen steigert nämlich den Effekt.

Leiden Sie unter Lebensmittelempfindlichkeiten?

Auch wenn einige konventionelle Ärzte es als Unsinn abtun, viele Ernährungswissenschaftler sind sich darin einig, dass Lebensmittelunverträglichkeiten oder -allergien Faktoren sein könnten, die mit der Entstehung oder Verschlimmerung von PMS zusammenhängen. Eine Lebensmittelallergie im eigentlichen Sinn ist eine plötzlich auftretende Immunreaktion auf ein spezifisches Nahrungsmittel. Viel weiter verbreitet ist die Lebensmittelunverträglichkeit oder verzögerte Empfindlichkeit bezogen auf ein bestimmtes Nahrungsmittel. Wenn Sie sich ein Tagebuch anlegen, in das Sie eintragen, was Sie essen und wie Ihre Krankheitssymptome sind, könnten Sie damit herausfinden, ob eine Lebensmittelunverträglichkeit ein Faktor Ihres PMS-Leidens ist. Sollte dies zutreffen, müssten sich Ihre Symptome sehr bessern, wenn Sie das oder die krank machenden Nahrungsmittel von Ihrem Speiseplan streichen. In diesem Fall sollten Sie allerdings beachten, dass der Verzicht auf bestimmte Nahrungsmittel das Risiko eines Mangels an essenziellen Nährstoffen in sich birgt – etwas, was Sie gerade als PMS-Betroffene unbedingt vermeiden sollten. Gehen Sie also sicher, dass Sie die entsprechenden Nährstoffe aus einer anderen Nahrungsmittelquelle beziehen können. Sollte das nur schwer möglich sein, lassen Sie sich von einem Arzt oder Diätassistenten beraten.

Ändern Sie Ihre Ernährungsgewohnheiten

DAS SOLLTEN SIE ZU SICH NEHMEN	DAS SOLLTEN SIE MEIDEN
Frisches Obst und Gemüse, am besten biologisch	Verarbeitete Nahrungsmittel und Fast Food
Geflügel, Fisch und Wild, am besten biologisch	Rotes Fleisch
Vollkorncerealien und stärkehaltiges Gemüse	Kuchen und Gebäck, die weißen, raffinierten Zucker und weißes Mehl enthalten
Nüsse, Samen und Öle daraus	Gesättigte Fette, die in Saucen und Pasteten stecken
Kräutertees, Wasser und entkoffeinierter Kaffee	Kaffee, Tee, Trinkschokolade, Softdrinks, Cola und Alkohol

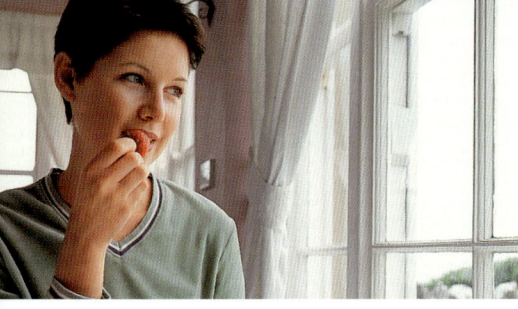

OBEN: Wenn Sie Höhen und Tiefen bei den Blutzuckerwerten vermeiden wollen, sollten Sie wenig und dafür häufiger essen.

Gesunde Essensmuster

Um die Kontrolle über Ihre PMS-Symptome zu haben, ist es auf alle Fälle genauso wichtig, wie Sie essen, wie es von Bedeutung ist, was Sie zu sich nehmen. Geringe Mengen und das mehrmals täglich zu essen, stellt sicher, dass Sie alle Nährstoffe aufnehmen, die Sie brauchen. Gleichzeitig werden mit diesem Essensmuster größere Schwankungen des Blutzuckerwertes vermieden, die zu Ihren Symptomen beitragen könnten. Andererseits sind eilig herunter geschlungene Mahlzeiten, vielleicht noch, wenn Sie gerade gestresst sind, Gift: Sie verschlimmern Ihre Symptome. Wenn Sie im Voraus wissen, dass Ihnen ein arbeitsreicher Tag bevorsteht, nehmen Sie sich einen gehaltvollen Salat und eine nahrhafte Suppe mit zur Arbeit (Vorschläge sind im Kapitel 7) und packen Sie ein paar gesunde Snacks für zwischendurch mit ein.

Heißhunger – was Ihr Körper Ihnen damit sagen will

Nährstoffmangel kann, wir haben das bereits beschrieben, als wichtiger Faktor zu PMS beitragen. Dazu ist es wichtig zu wissen, dass der Kalorienbedarf in der zweiten Hälfte des Monatszyklus um bis zu 500 Kalorien steigen kann. Dies sollten Sie unbedingt beachten, wenn Sie eine Diät machen, ob Sie damit nun abnehmen wollen oder ob Sie ganz bestimmte Nahrungsmittel aus anderen Gründen meiden. Viele Fachleute nehmen an, dass Heißhunger ein Mittel des Körpers ist, auf seine Bedürfnisse aufmerksam zu machen – dies gilt für vermehrten Kalorienbedarf genauso wie für Nährstoffmangel. Es ist äußerst sinnvoll, auf seinen Körper zu hören. Wenn Sie also gerade dabei sind, Pfunde abzuspecken, lockern Sie besser die Diät vor der Menstruation etwas. Damit ist natürlich nicht gemeint, dass Sie ein Fuder fettiger, zuckriger Dinge hinunterschlingen sollen. Es geht nur darum, dass Sie sicherstellen, drei Mahlzeiten und ein paar gesunde Snacks am Tag zu sich zu nehmen. Sie werden wahrscheinlich feststellen, dass Sie am Anfang der Periode wieder etwas leichter essen können und damit die Kalorienbilanz für den jeweiligen Monatszyklus wieder im Lot ist.

Essen Sie gesünder

Wenn Sie vielbeschäftigt sind, könnte es besonders schwer sein, Ihre Essgewohnheiten zu ändern, um gesünder zu leben. Denn natürlich benötigt man zum Einkauf von frischen Zutaten und auch für deren Zubereitung mehr Zeit, als für den Griff nach dem Fertiggericht.

Es ist jedoch auf alle Fälle befriedigender, etwas zu essen, was selbst zubereitet wurde, weil Sie damit auch wissen, dass nur die frischesten und nahrhaftesten Zutaten enthalten sind. Und garantiert: Ob bei der Steigerung von Gesundheit und Vitalität oder der Besserung Ihres PMS-Leidens, Ihre Anstrengungen werden Ihnen mehr als zurückgegeben. Am Ende des Kapitels (Seiten 82–83) finden Sie einige Beispiel-Speisepläne, die Ihnen die ersten Schritte erleichtern sollen. Und in Kapitel 7 dürfen Sie sich dann von einer Fülle von inspirierenden Rezeptideen überraschen lassen. Wenn sie also jetzt oder bald mit der Änderung Ihrer Essgewohnheiten beginnen wollen, gratulieren Sie sich erst einmal selbst. Sie benötigen dazu allerdings Mut und Entschlossenheit, da der Erfolg nicht über Nacht eintritt. Es kann schon drei oder vier Monate dauern, bis der Nutzen einer veränderten Ernährungsweise so richtig sichtbar wird. Also: Üben Sie sich ein wenig in Geduld und gehen Sie nicht so hart mit sich ins Gericht, wenn Sie gelegentlich rückfällig werden.

Die Snack-Attacke

Bevorzugen Sie Snacks aus unbehandelten, natürlichen Nahrungsmitteln. Meiden Sie fette und zuckrige Teile. Hier ein paar Beispiele:

- Gepuffte Getreidekörner (Puffreis) oder fettfreies Popcorn
- Obst – frisch, getrocknet oder gekocht. Kombinieren Sie es mit etwas Leichtem, um den glykämischen Index in Grenzen zu halten
- Vollkorn-Roggenbrot mit einem Aufstrich aus zuckerfreiem Eingemachten oder einer zerdrückten Banane.
- Reiskuchen
- Körner oder Nüsse wie Kürbis, Sonnenblume, Mandeln, Haselnüsse oder Pekanüsse
- Joghurt mit Früchten

Top-Tipps für Ihren Erfolg

→ **Seien Sie vorbereitet.** Viele von uns stürzen sich in den Versuch, gesunde Gewohnheiten zu erwerben, ohne richtig dazu bereit zu sein. Gehen Sie also behutsam an die Sache heran und machen sich zuerst einmal eine Liste der Dinge, die Sie durch eine gesunde Ernährung gewinnen wollen.

→ **Visualisieren Sie den Erfolg.** Anstatt sich vor Augen zu führen, wie lausig es Ihnen im Moment geht, stellen Sie sich vor, wie viel gesünder Sie sein werden, wenn Sie sich erst einmal anders ernähren.

→ **Informieren Sie sich.** Bücher, Zeitungsartikel, Internet, Ihr Arzt, Freunde und Verwandte – gute Quellen für gute Ideen. Richten Sie das Augenmerk auf die positiven Aspekte einer gesunden Ernährung – denken Sie an die schmackhaften Dinge, die Sie essen werden, nicht an das, was Sie nicht mehr zu sich nehmen.

→ **Finden Sie heraus, was Sie motiviert.** Wir Menschen nähern uns den Dingen auf unterschiedliche Weise an. Überlegen Sie sich also, wie der beste Weg für Sie aussieht. Manche möchten Veränderungen lieber allmählich und schrittweise, andere bevorzugen einen klaren Schnitt. Es ist völlig egal, welchen dieser Wege Sie einschlagen, Hauptsache, Sie fühlen sich dabei wohl.

→ **Bringen Sie Ordnung in Ihre Küche.** Verbannen Sie ungesunde Nahrungsmittel aus Kühlschrank und Speisekammer und beschaffen Sie sich einen „gesunden" Vorrat an frischem Obst und Gemüse, Popcorn, Reiskuchen und gesunden Snacks.

→ **Verzeihen Sie sich Ihre Rückfälle.** Ob es nun um eine gesunde Ernährung, das Einstellen des Rauchens oder den Verzicht auf Alkohol geht: Die Hälfte aller Menschen, die versuchen mehr für ihre Gesundheit zu tun, werden in den ersten drei Monaten rückfällig. Das Geheimnis einer dauerhaften Veränderung liegt darin: Akzeptieren Sie Ihren Rückfall und – machen Sie einfach weiter ...

→ **Ein Plan für Rückfälle.** An einem guten Entschluss nicht festzuhalten ist schon demoralisierend genug. Ihren Rückfall jedoch auf einen Mangel an Willenskraft zurückzuführen oder darauf, was für ein schrecklicher Mensch Sie sind, ist noch schädlicher. Den meisten Frauen, die in der prämenstruellen Phase rückfällig werden, passiert dies, weil sie zu beschäftigt, deprimiert, übermüdet oder verängstigt sind. Fragen Sie sich also einfach: „Wie werde ich mit dieser Angelegenheit am besten umgehen?"

→ **Versuchen Sie's erst einmal einen Monat und überprüfen dann, wie Sie sich fühlen.** Es ist leichter, sich für kurze Zeit auf etwas festzulegen, um sich zu beweisen, dass man es packen kann. Nach einem Monat fühlen Sie sich wahrscheinlich schon wohler, energiegeladener und haben sich besser unter Kontrolle. Nutzen Sie diese Gefühle dann aus, sich zu ermutigen, an den Veränderungen, die Sie vorgenommen haben, einen weiteren Monat festzuhalten – und wieder einen, und noch einen ...

→ **Etwas Geduld, bitte.** Die Veränderung Ihrer Essgewohnheiten ist keine Augenblicksangelegenheit. Behalten Sie im Gedächtnis, dass es drei oder vier Monate dauern kann, bis Sie so richtig davon profitieren können. Nach dieser Zeit jedoch sollten Sie sich physisch und seelisch bereits bedeutend besser fühlen.

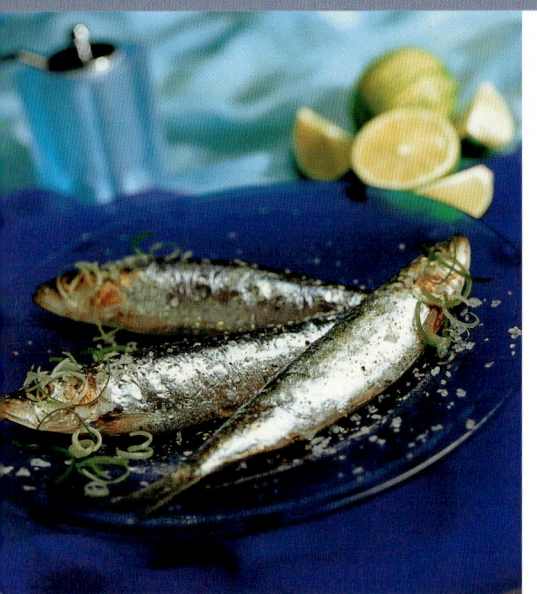

OBEN: Omega-3-Fettsäuren – fetter Fisch ist eine gute Quelle – sind wichtig für mentale Funktionen und hemmen Entzündungen.

UNTEN: Vor Ihrer Periode sollten Sie weniger Salz essen, weil es sonst zu Wasseransammlungen im Körper kommen könnte.

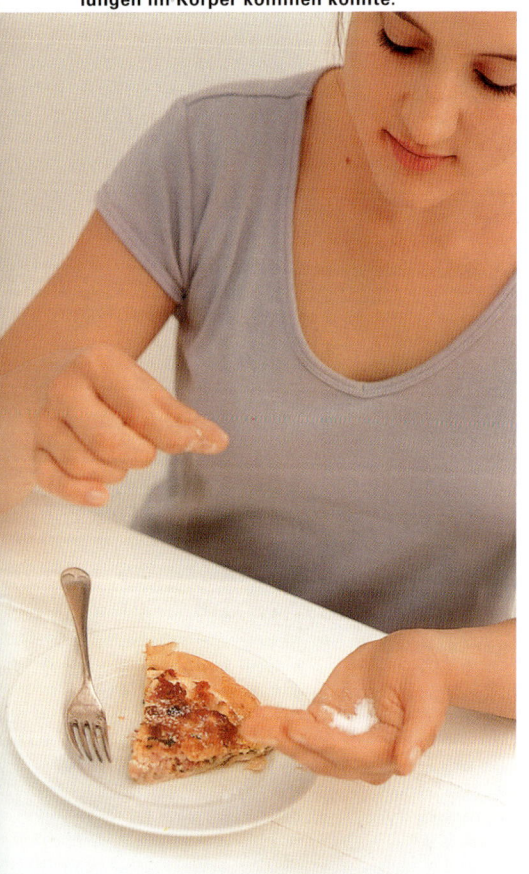

Die Ernährung und die körperlichen Symptome von PMS

Viele der physischen PMS-Symptome können durch dass, was Sie essen, ausgelö oder verschlimmert werden. Dazu gehören: Akne und Ausschlag, Verdauungsstör gen, Kopfschmerzen, Aufgeblähtheit und Spannungen in den Brüsten. Wenn Sie c zuvor beschriebenen Regeln für eine gesunde Ernährung beachten, dürfen Sie mit leichterungen rechnen. Die Tabelle auf der gegenüber liegenden Seite listet nochr alle Maßnahmen auf, die Sie bei Ihrer Ernährung ergreifen können.

Ernährung und Stimmung

Alles, was Sie essen und trinken kann signifikante Auswirkungen auf die emotiona und mentalen PMS-Symptome haben. In einer wahren Lawine von Studien wurde den vergangenen paar Jahren untersucht, welchen Einfluss die Ernährung auf die Stimmung hat. Diese folgten der Erkenntnis, dass bestimmt Nährstoffe in der Lag sind, das Verhalten der chemischen Vorgänge im Gehirn zu beeinflussen.

So wächst etwa die Zahl der Belege dafür, dass die Ausgewogenheit von Pro nen und Kohlenhydraten im Essen den Serotoninspiegel beeinflussen kann. Wie w bereits gesehen haben, ist dieser mit Symptomen wie Niedergeschlagenheit und sverlangen eng verbunden. Niedergeschlagenheit, Angst, Erschöpfung und Energ mangel werden mit einer Unausgewogenheit einer ganzen Zahl von Nährstoffen ir Verbindung gebracht (genauer ist dies auf den Seiten 48–51 beschrieben). Dazu zä len Kalzium, Vitamin D, Magnesium, Zink, Chrom, Vitamin E, die B-Vitamine und e senzielle Fettsäuren. Es wird sicher noch eine ganze Weile dauern, bis Wissensch ler das Geheimnis entwirrt haben, wie Nahrungsmittel vor der Periode auf die Stin mung wirken. Es gibt jedoch heute schon eine ganze Reihe interessanter Anhalts punkte, die es Ihnen erlauben, Ihr PMS-Leiden effektiver in den Griff zu bekomme

Energiewerte auf gesunder Höhe

Energiemangel ist – wir haben es bereits gesehen – eines der weit verbreiteten S ptome bei PMS. Eine gesunde Ernährung kann sehr viel dazu beisteuern, einen gleichmäßigeren Energielevel zu halten und einen plötzlichen Abfall der Blutzucke werte auszuschließen, die ein Stimmungschaos bei Ihnen auslösen können.

Ihr Gehirn spielt eine wichtige Rolle bei Ihrem PMS-Leiden und eines der Din die es braucht, ist eine konstante Versorgung mit Blutzucker oder Glukose. Imme wenn Sie etwas zu sich nehmen, steigt der Blutzuckerwert an. In den Stunden bi zur nächsten Mahlzeit sinkt er dann wieder ab. Wenn Sie Mahlzeiten auslassen o sich im Essen einschränken, verschaffen Sie sich selbst einen niedrigen Blutzuck wert. Das kann zu Erschöpfung, Reizbarkeit und Depression führen – Symptome, jedem PMS-Betroffenen nur allzu bekannt sind.

SYMPTOME	MÖGLICHE URSACHEN	ERNÄHRUNGSTIPPS
Akne und Flecken	Erhöhte Empfindlichkeit gegenüber den hormonellen Veränderungen in der Haut. Zinkmangel.	• Gesunde Ernährung. • Fetter Fisch könnte helfen. • Viel Wasser trinken. • Zinksubstitution.
Aufgedunsensein, Blähungen	Störungen im Flüssigkeitshaushalt durch hormonelle Veränderungen.	• Gesunde Ernährung. • Salz weglassen. • Meiden Sie industrielle Nahrungsmittel. • Meiden Sie Fettes und Zuckriges. • Mehr essenzielle Fettsäuren.
Verstopfungen	Schleppende Bewegungen der Därme, hervorgerufen durch die Wirkung der Progesterone auf die glatten Muskelgewebe des Darms.	• Achten Sie besonders auf Obst, Gemüse und andere ballaststoffreiche Nahrungsmittel. • Streuen Sie sich Leinsamen über die Frühstückscerealien.
Brustempfindlichkeit	Kann mit Tabakrauch oder Koffein in Kaffee, Tee oder Softdrinks zusammenhängen. Auch ein Zusammenhang mit tierischen Fetten und Transfetten in Kuchen und Gebäck ist möglich.	• Meiden Sie Butter, Margarine, Kuchen. • Verzichten Sie auf Salz. • Schränken Sie sich bei Molkereiprodukten ein. • Meiden Sie Koffein. • Steigern Sie Ihren Magnesiumkonsum. • Essen Sie mehr essenzielle Fettsäuren. • Abendschlüsselblumen-Substitution. • Gesunde Ernährung mit hohem Ballaststoffanteil.
Reizdarm-Syndrom (RDS)	Menstruationsbedingte Verschlimmerung bereits existierender Beschwerden.	• Checken Sie Ihre Nahrungsmittelunverträglichkeiten (Weizen, Milchprodukte usw.). • Meiden Sie Kaffee, Alkohol und pikante Nahrungsmittel.
Kopfschmerz und Migräne	Gesenkte Schmerzschwelle, eventuell hervorgerufen durch zu niedrigen Blutzucker wegen hormoneller Veränderungen, Lebensmittelunverträglichkeiten, Stress und Anspannung. Auslösende Nahrungsmittel: Käse, Schokolade, Kaffee, Natriumglutamat, Orangen, Meeresfrüchte, Hefe- und Fleischextrakt, Rotwein.	• Gesunde Ernährung. • Essen Sie häufig und kleine Mengen. • Meiden Sie Zucker. • Meiden Sie Tee, Kaffee und Schokolade. • Checken Sie sich auf die auslösenden Nahrungsmittel und vermeiden Sie diese.
Gewichtszunahme (bedingt durch Essattacken)	Niedriger Blutzuckerwert, womöglich durch Mangel an Chrom, Magnesium, B-Vitamine, Vitamin C hervorgerufen und durch Anspannung und Stress verstärkt.	• Gesunde Ernährung. • Essen Sie häufig und kleine Mengen. • Entspannen Sie sich beim Essen und erfreuen Sie sich daran. • Genießen Sie anstelle von Süßigkeiten Nahrungsmittel mit natürlicher Süße wie Obst, Nüsse und Samen. • Substituieren Sie Vitamin B, Magnesium und Chrom zur Korrektur des Blutzuckers

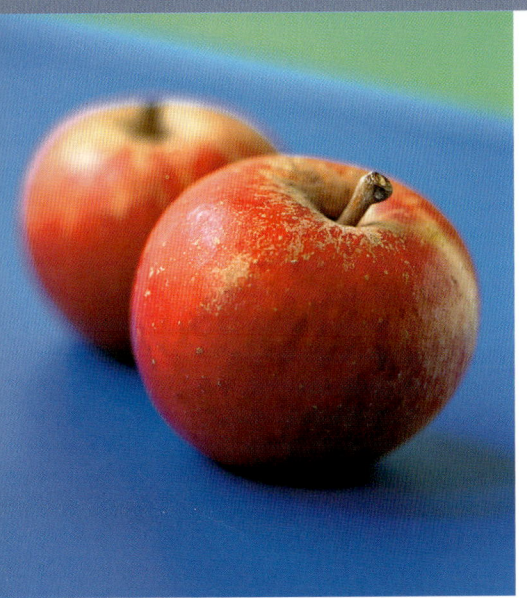

OBEN: Äpfel haben einen niedrigen glykämischen Index und können gegessen werden, um den Blutzuckerwert ins Gleichgewicht zu bringen und den Energiehaushalt konstant zu halten.

Alles, was Sie zu sich nehmen, wird aufgelöst und vom Körper zur Energiegewinnung benutzt, wobei Fette gespeichert werden, um langfristige Energie zu schaffen, die Proteine dem Muskelaufbau dienen und Zucker sowie Stärke die unmittelbare Brennstoffversorgung übernehmen. Der Verdauungsvorgang verwandelt Zucker und Stärke in Glukose. Überschüssige Glukose wird in eine Verbindung, die Glykogen genannt wird, verwandelt. In der Leber und den Muskeln wird dieses Glykogen gespeichert und im Falle plötzlichen Energiebedarfs wieder freigesetzt.

Der glykämische Index

Der glykämische Index (GI) ist das Maß für die Geschwindigkeit, in der Ihr Körper in der Lage ist, stärke und zuckerhaltige Nahrung umzuwandeln und gibt damit auch das Tempo, in dem der Blutzuckerwert nach dem Verzehr ansteigt, wieder.

Einige Nahrungsmittel haben einen hohen glykämischen Wert. Dazu gehören besonders industriell verarbeitete stärke- und zuckerhaltige Nahrungsmittel wie Kuchen, Gebäck, Süßigkeiten und Softdrinks. Diese lassen den Blutzucker hochschnellen und verschaffen Ihnen damit einen sofortigen Energieschub. Leider ruft dies die Bauchspeicheldrüse zu einer Aktivität auf, die dafür sorgt, dass Sie sich sehr schnell wieder müde, gereizt und hungrig fühlen: Die Drüse setzt bei hohem Blutzucker Insulin frei, das dafür sorgt, dass der Zuckerwert im Blut genauso plötzlich wieder absinkt. Eine ganze Reihe gesunder Kohlenhydrate wie Brot, Reis und andere Getreidearten, Kartoffeln, gekochte Möhren und Bananen bewirken einen ähnlichen Schub beim Blutzucker. Wenn Sie also Wert auf einen eher gleichmäßigen Energielevel legen,

DER GLYKÄMISCHE INDEX EINIGER GEBRÄUCHLICHER NAHRUNGSMITTEL

HOCH	MODERAT	NIEDRIG
Gebackene Kartoffeln, Bananen, gekauftes Gebäck, dicke Bohnen, Naturreis, gekochte Möhren, Cornflakes, Kräcker, Glukose-Honig, Kartoffelbrei, Müsli, Pastinaken, Popcorn, Rosinen, Softdrinks, Mais, Wassermelone, Cerealien aus Weizen, weißer Reis, Weißbrot, Vollkornbrot	Rote Bete, „gesundes" Gebäck, gekochte Kartoffeln, Cerealien auf Kleiebasis, dunkles Brot, Schokoladenriegel, Getreide, Chips, TK-Erbsen, Weintrauben, neue Kartoffeln, Nudeln, Hafermehl-Gebäck, Orangen, Ananas, Pitta-Brot, Porridge, mit Zucker verarbeitete Cerealien, Biskuitkuchen, süße Kartoffeln, weiße und Vollkornpasta, Jamwurzel	Äpfel, Aprikosen, gebackene Bohnen, rote Bete, Butter, Bohnen, Kirschen, Kichererbsen, dunkle Schokolade, frische Erbsen, Fruktose (Fruchtzucker), Grapefruit, grünes Gemüse, Eiskreme, Kidney-Bohnen, Zitronen, Linsen, Limabohnen, Milch, Pilze, Pfirsiche, Pflaumen, Erdnüsse, Magermilch, Sojabohnen, Sojamilch, zuckerfrei konserviertes Obst, Tomaten, Vollkornroggenbrot, Vollmilch, Joghurt

sollten Sie sich für gesunde Nahrungsmittel mit einem niedrigen oder moderaten GI entscheiden, die den Blutzuckerwert langsamer steigen lassen. Lebensmittel mit niedrigem GI steigern die Serotonin-Produktion des Gehirns mit den Folgen einer besseren Appetit-Kontrolle und steigender Stimmungslage.

Es ist erwiesen, dass PMS-Betroffene häufig abfallende Blutzuckerwerte haben, eventuell ein anderer Grund für die Gier vieler prämenstrueller Frauen nach Süßem. Allerdings: Leider verschlimmern Sie Ihre Probleme nur noch, wenn Sie diesem Gefühl nachgeben und Nahrungsmittel mit einem hohen glykämischen Index zu sich nehmen.

B-Vitamine und Energie

In manchen Fällen besteht ein Zusammenhang zwischen Erschöpfungszuständen und einem Mangel an einem Vitamin des B-Komplexes. Zu den B-Vitaminen gehören Thiamin (B1), Riboflavin (B2), Niacin, Pyridoxin (B6), B12, Biotin, Pantothensäure und Folsäure. Für das Lösen von Energie aus Kohlenhydraten und Fetten benötigt unser Körper Thiamin, Riboflavin und Niacin. Die B-Vitamine sind wasserlöslich und damit im Körper nicht zu speichern. Bereits ein leichter Mangel an diesen Vitaminen kann deshalb Auswirkungen auf Ihren Energiehaushalt haben. Die Vitamine des B-Komplexes stecken in Vollkorncerealien, Nüssen, Samen, Hülsenfrüchten, Eiern, grünblättrigen Gemüsesorten, Saatkeimen, Roggen und in diversen anderen Nahrungsmitteln.

Regulieren Sie den Energiehaushalt

→ Versuchen Sie, in jede Mahlzeit eines oder mehrere Nahrungsmittel mit geringem GI zu integrieren.

→ Verzichten Sie nie aufs Frühstück. Wissenschaftliche Untersuchungen haben das Sprichwort bestätigt: Frühstück wie ein König, mittags wie ein Prinz und abends wie ein Bettelmann.

→ Kombinieren Sie Lebensmittel mit niedrigem und hohem GI, etwa eine Schüssel Cornflakes mit Pfirsich- oder Pflaumenstücken, zerdrückte Banane auf einer Scheibe Roggenbrot, Müsli mit Joghurt und Kirschen.

→ Essen Sie oft und kleine Portionen – ein kleiner Imbiss am Vormittag und Nachmittag zwischen den Mahlzeiten hält Ihren Energiewert auf gesunder Höhe.

→ Proteine und Kohlenhydrate miteinander zu kombinieren ist vorteilhaft. Pochierte Eier auf Vollkorntoast, Pesto und Pasta oder Hummus mit Pitta-Brot sind geeignete Verbindungen.

→ Zu jeder Mahlzeit gehören Nahrungsmittel mit hohem Vitamin-B-Anteil.

→ Denken Sie mal darüber nach, ergänzend ein Präparat mit Vitaminen des B-Komplex einzunehmen.

Brauchen Sie Substitutionen?

Im Idealfall enthält eine gesunde Ernährung alle Vitamine und Mineralstoffe, die Sie benötigen. Leider essen wir nicht immer so gut, wie wir sollten. Das liegt an dem viel beschäftigten Alltag, den die meisten von uns heute zu bewältigen haben. Dazu kommen Umwelteinflüsse wie Luftverschmutzung, die industrialisierte Landwirtschaft, der Gebrauch von Pestiziden und Lebensmittelzusätzen und die Aspekte des modernen Lebens wie gesteigerter Stress, Rauchen, Alkohol und die Anti-Baby-Pille. Alles Dinge, die an den Nährstoffen in unserem Körper nagen und Frauen für PMS verwundbar machen. Wenn also die Ernährungsvorschläge in diesem Kapitel nicht ausreichen, Ihre PMS-Symptome zu verbannen, sollten Sie vielleicht an ein ergänzendes Präparat denken (siehe Seiten 50–51). Denken Sie jedoch daran: Substitutionen sind nur Ergänzungen zur Ernährung – kein Ersatz. Damit sie richtig wirken können, sollten Sie auf Ihre gut ausgewogene Nahrung achten.

UNTEN: Eine Schüssel Müsli mit Joghurt zum Frühstück ist eine „Nährstoff-Bombe" und lädt Sie mit Energie auf.

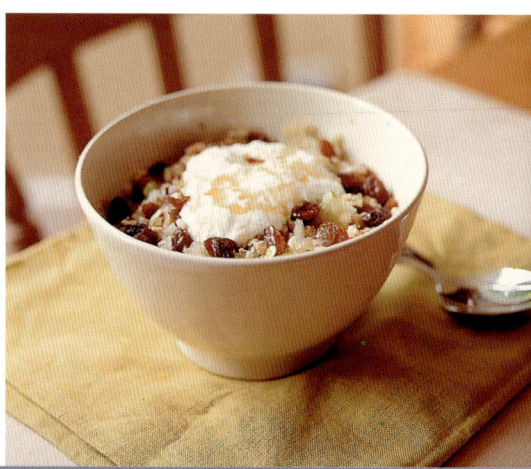

Menüvorschläge

MAHLZEIT	NAHRUNGSMITTEL	WIE SIE HELFEN
Frühstück	• Warme Honig-Trauben-Muffins (siehe Seite 85) • Kräutertee oder entkoffeinierter Kaffee	Trockenobst enthält reichlich Kalium, das für das Gleichgewicht des Flüssigkeitshaushalts des Körpers wichtig ist; es ist auch reich an Eisen, das gegen Blutarmut vorsorgt. Getrocknete Früchte liefern zudem Fruktose (Fruchtzucker), das einen niedrigen GI hat und zur Aufrechterhaltung der Energiewerte beiträgt.
Snack	• Gemuste Banane auf einer Scheibe Roggenbrot oder Reiskeks • Kräutertee	Bananen haben einen hohen GI und geben Ihnen einen schnellen Energieschub, genauso wie Kalium. Zusammen mit Roggenbrot, das einen niedrigeren GI hat, werden die Energiewerte aufrecht erhalten. Bananen stecken auch voll Magnesium, viele PMS-Betroffene haben einen Magnesiummangel.
Mittag	• Salat Niçoise (siehe Seite 93) • Vollkornbrot • Fruchtsaft	Fetter Fisch, so wie Tunfisch, ist reich an Omega-3-Fettsäuren. Zudem ist frischer Tunfisch salzarm, dies reduziert das Aufgedunsensein und Schwellungen. Wenn Sie an Aufgedunsenheit und Blähungen leiden, lassen Sie die Gewürze weg. Das Brot fördert die Verdauung und hält die Energiewerte aufrecht, es liefert auch Chrom. Fruchtsaft ist eine Vitamin-C-Quelle, was die Eisenaufnahme erleichtert.
Snack	• Dattel-Walnuss-Brot (siehe Seite 123) • Kräutertee mit einer Scheibe Ingwer	In der prämenstruellen Phase benötigen Sie mehr Kalorien. Ein vollwertiger Snack gibt Ihnen, was Sie brauchen, und hilft gegen den Hunger auf Süßes. Vollkornmehl liefert B-Vitamine und Ballaststoffe, Walnüsse sind reich an essenziellen Fettsäuren und Vitamin B. Datteln enthalten Eisen und viele B-Vitamine. Ingwer ist reich an entzündungshemmenden Stoffen. Ingwer hilft bei Kopfschmerzen und Migräne.
Abendessen	• Frucht-Nuss-Couscous mit Geflügelspießen (siehe Seite 110) • Gedämpfte Zucchini, Möhren und rote Paprika • Feigen-Honig-Topf (siehe Seite 121) • Stilles Mineralwasser	Geflügel ist fettarm, liefert reichlich Eiweiß und Vitamin E. Trockenobst enthält Kalium, das den Flüssigkeitshaushalt im Gleichgewicht hält. Der Naturjoghurt im Feigen-Honig-Topf sorgt für Kalzium und probiotische Bakterien, welche die Darmflora gesund erhalten. Rote Paprika und Möhren liefern reichlich Magnesium und Beta-Karotine (eines der Antioxidanzien-Vitamine). Feigen enthalten lösliche Ballaststoffe, Kalium, Kalzium und Eisen – wertvolle Stoffe, die PMS lindern. Mineralwasser steckt voll Kalzium.
Bett-Snack	• Kamillen- oder Melissentee • Popcorn (ohne Fett zubereitet)	Popcorn ist fettarm und hält die Energiewerte während des Schlafens aufrecht. Kamille- oder Melissentee beruhigt.

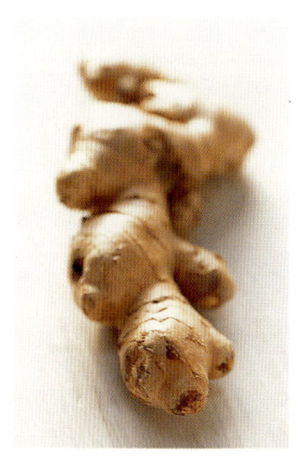

RECHTS: Die entzündungshemmenden Wirkungen von Ingwer können Kopfschmerzen und Migräne lindern. Ingwer ist vielseitig einzusetzen, in Pfannenrührgerichten, süßen Leckereien oder zum Tee.

SCHWERE PMS

MAHLZEIT	NAHRUNGSMITTEL	WIE SIE HELFEN
Frühstück	• Granola (siehe Seite 84) mit in Scheiben geschnittener Banane und Naturjoghurt • Kräutertee oder entkoffeinierter Kaffee	Ein Frühstück, das die Energiewerte aufrecht erhält und Blutzuckerabfall verhindert. Zu wenig Blutzucker kann zu Müdigkeit, Stimmungsschwankungen und Kraftlosigkeit führen. Das Granola enthält reichlich komplexe Kohlenhydrate und lösliche Ballaststoffe, B-Vitamine für die Nerven, Vitamin C, Vitamin E und Kalium, das den Flüssigkeitshaushalt stabil hält. Bananen liefern Chrom, das bei der Aufspaltung des Zuckers hilft, und zudem sehr viel Kalium.
Snack	• Dattel-Walnuss-Brot (siehe Seite 123) • Kräutertee oder entkoffeinierter Kaffee	Dieser kohlenhydratreiche Snack gibt Ihnen Energie und ist fett- und zuckerarm. Walnüsse liefern reichlich essenzielle Fettsäuren, und Mandeln und brauner Zucker enthalten viel Eisen.
Mittag	• Gebackene Kartoffeln mit Tunfisch und Quellwasser • Kartoffelsalat mit Sellerie und roten Zwiebeln (s.S. 91) • Fruchtsaft	Überbackene Kartoffeln (in der Schale) und das Gemüse in dem Salat enthalten lösliche Ballaststoffe, welche die Darmtätigkeit regulieren. Sellerie steckt voll Kalium, das den Flüssigkeitshaushalt aufrecht erhält.
Snack	• Ein Stück frisches Obst • Kamillentee • Eine Schale Popcorn (o.Fett)	Obst wird im Allgemeinen gut vertragen und mindert das Gefühl des Aufgedunsenseins. Kamillentee wirkt beruhigend.
Abendessen	• Geröstete Paprikasuppe mit schwarzer Pfeffercreme (siehe Seite 89) • Grillhähnchen Sala Thai (siehe Seite 111) • Frischer Obstsalat mit Haselnüssen • Zitronengrastee	Eine fettarme, vitamin- und mineralstoffreiche Mahlzeit. Ingwer wirkt gegen Entzündungen und bei Kopfschmerzen und Migräne und enthält zudem Viatmin B2. Sesamsamen stecken voll Kalzium. Heiße rote Chilis liefern Vitamin B2. Frisches Obst versorgt Sie mit Vitamin C und Haselnüsse mit Magnesium. Wenn Sie empfindlich auf Nahrungsmittel reagieren, lassen Sie die roten Lebensmittel weg und ersetzen Sie Apfelsaft durch Wein.
Bett-Snack	· Kamillientee · Reiskekse	Reiskekse verhindern während der Nacht einen Blutzuckerabfall. Kamillentee beruhigt Sie und entspannt.

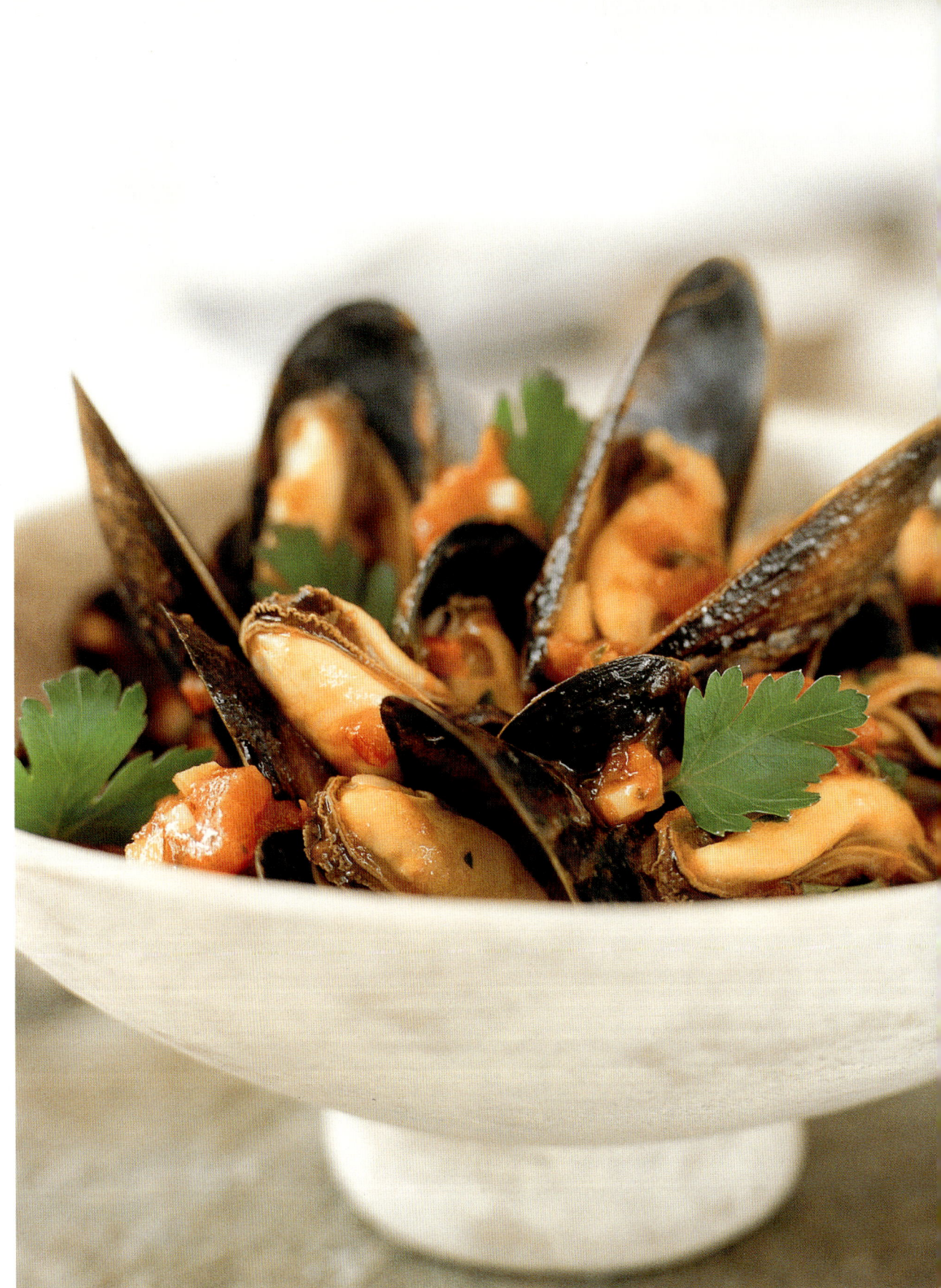

Rezepte gegen PMS

Auf den nächsten Seiten finden Sie eine Auswahl schmackhaf-
ter, ausgewogener Rezepte, die nicht nur gut munden, sondern
auch Ihre PMS-Symptome vertreiben. Der Schwerpunkt liegt auf
Vollkornprodukten, Obst und Gemüse, um sicherzustellen, dass
Sie alle Nährstoffe bekommen, die Sie benötigen – insbesondere Kalzium, Magnesium, Zink, Chrom, B-Vitamine und essenzielle Fettsäuren. Alle gemeinsam sind wichtig, um PMS zu vermeiden.

Pikante Rezepte enthalten auch Salz. Wenn Sie ein Augenmerk
auf Ihren Salzkonsum richten, experimentieren Sie einmal mit
anderen Gewürzen wie Knoblauch, frischen Kräutern, Gewürzen
und Ingwer. Wenn Sie glauben, dass zu Ihren Symptomen eine
Nahrungsmittelüherempfindlichkeit beiträgt, können Sie pro-
blemlos in den Rezepten Zutaten gegen solche austauschen, die
Ihnen bekommen.

Wie Sie aus dem vorherigen Kapitel wissen, ist es unerlässlich,
häufiger eine Kleinigkeit zu essen, um Heißhunger zu vermeiden, genügend Nährwerte zu erhalten und das Abfallen des
Blutzuckers zu umgehen. In diesem Kapitel finden Sie nicht nur
Ideen für Frühstück, Mittag und Abendessen, sondern auch
eine Auswahl leichter, vollwertiger Snacks, die Sie zwischendurch essen können. Insgesamt ist es wichtig zu lernen,
wie gesund und nahrhaft Essen sein kann, wenn Sie PMS
bekämpfen wollen. Bon appetit!

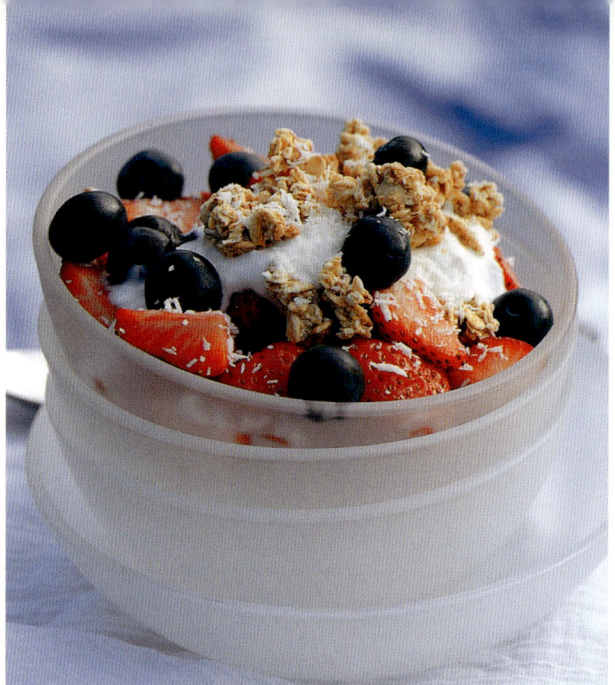

Granola

Für 18 Portionen (3 geh. Esslöffel pro Portion) – Vorbereitung: 10 Minuten, ohne Abkühlzeit –
Garzeit: 20 Minuten

Pro Portion: 220 kcal/923 kJ, 5 g Eiweiß, 25 g Kohlenhydrate, 12 g Fett, 3 g Ballaststoffe

100 ml	Distelöl
40 ml	Malzextrakt
75 ml	flüssiger Honig
325 g	Haferflocken
250 g	kernige Haferflocken
50 g	Haselnüsse
25 g	Kokosraspel
50 g	Sonnenblumenkerne
25 g	Sesamsamen

1 Öl, Malz und Honig in einen großen Topf geben und leicht erhitzen, bis der Malzextrakt zerlaufen ist. Restliche Zutaten unterrühren.

2 Die Mischung auf ein großes Backblech geben und im vorgeheizten Backofen bei 190 °C (Gas Stufe 5) etwa 20 Minuten goldbraun rösten. Gelegentlich umrühren. Abkühlen lassen und anschließend mit den Fingern in Stücke teilen.

3 In einem luftdichten Behälter aufbewahren. Granola schmeckt zum Frühstück. Dazu passt Naturjoghurt, frisches Obst, Salat oder gedämpfte Früchte.

Kartoffelkuchen

Für 4 Personen – Vorbereitung: 10 Minuten – Garzeit: 20 Minuten
Pro Portion: 194 kcal/814 kJ, 9 g Eiweiß, 25 g Kohlenhydrate, 9 g Fett, 3 g Ballaststoffe

500 g	geriebene Kartoffeln
1	Zwiebel, gehackt
2 EL	gehackte Petersilie
2	Eier, verquirlt
2 EL	Olivenöl
	Salz und Pfeffer

1 Die geriebenen Kartoffeln in ein Sieb geben und mit kaltem Wasser abspülen, um überflüssige Stärke zu beseitigen.

2 Kartoffeln in eine Schüssel geben und mit der Zwiebel, Petersilie, den Eiern und Salz und Pfeffer vermengen.

3 Das Öl in einer gusseisernen Pfanne (Durchmesser ca. 20 cm) erhitzen. Etwas von der Kartoffelmischung in die Pfanne geben und leicht zu einem Kuchen verteilen. Etwa 8–10 Minuten braten, bis die Unterseite knusprig braun ist.

4 Den Kartoffelkuchen auf einen Teller gleiten lassen, umdrehen und zurück in die Pfanne legen, weitere 8–10 Minuten braten, bis auch die andere Seite knusprig ist. Den Kuchen in Stücke schneiden. Mit Salz und Pfeffer würzen und sofort servieren.

Warme Honig-Trauben-Muffins

Ergibt 12 Stück – Vorbereitung: 15 Minuten – Garzeit: 15–20 Minuten
Pro Portion: 126 kcal/529 kJ, 4 g Eiweiß, 16 g Kohlenhydrate, 5 g Fett, 1 g Ballaststoffe

125 g	Weizenkeime
2 TL	Backpulver
1	Prise Salz
75 g	Trauben
4 EL	flüssiger Honig
50 g	geschmolzene Butter oder Margarine
2	kleine Eier
	etwa 6 EL Milch

1 Weizenkeime, Backpulver, Salz und Trauben in eine Schüssel geben, Honig, Butter oder Margarine und Eier hinzufügen. Die Zutaten gut miteinander vermengen, zum Schluss soviel Milch unterrühren, dass ein glatter Teig entsteht. Er sollte nur schwer vom Löffel fallen.

2 Ein Muffinblech mit 12 Förmchen einfetten und jeweils einen gehäuften Esslöffel Teig hineingeben. Im vorgeheizten Backofen bei 180 °C (Gas Stufe 4) etwa 15–20 Minuten backen, bis die Muffins aufgegangen sind und sich fest anfühlen. Warm servieren.

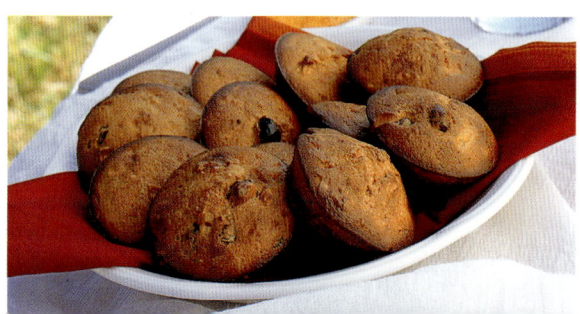

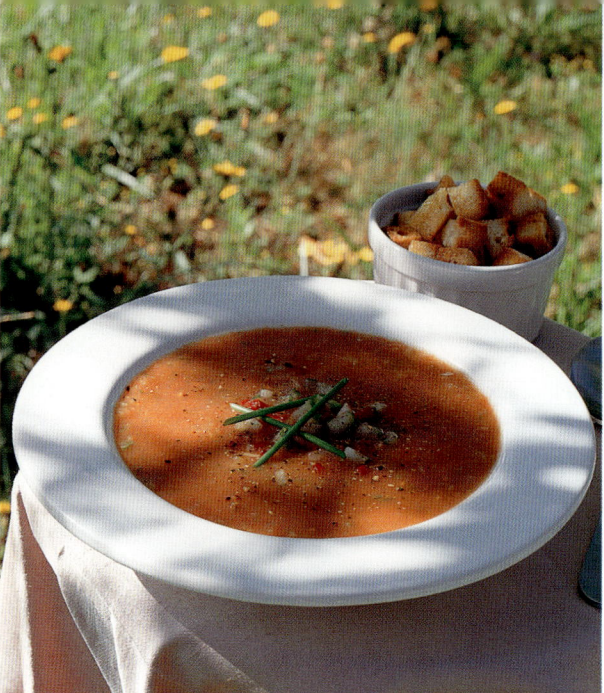

Andalusische Gazpacho

Für 8 Personen – Vorbereitung: 20 Minuten, ohne Kühlzeit – Garzeit: 5 Minuten
Pro Portion: 87 kcal/370 kJ, 4 g Eiweiß, 17 g Kohlenhydrate, 1 g Fett, 3 g Ballaststoffe

125 g	Zwiebeln, fein gewürfelt
125 g	grüne und rote Paprika, entstielt, entkernt, weiße Trennwände entfernt und fein gewürfelt
375 g	Gurke, geschält und fein gewürfelt
750 g	gut schmeckende Tomaten, enthäutet, entkernt und gehackt
400 g	Pflaumentomaten aus der Dose, gehackt
3	Knoblauchzehen, zerdrückt
3 EL	doppelt konzentriertes Tomatenpüree
500 ml	Tomatensaft
150–300 ml	Wasser
1½ TL	brauner Zucker
1 TL	gehackter Oregano
5 EL	Rotweinessig
	Salz und Pfeffer
	Schnittlauchröllchen zum Garnieren
Für die Croûtons:	
3	Scheiben Brot
1½ EL	Zitronensaft

1 Jeweils 4 Esslöffel Zwiebel, rote und grüne Paprika und Gurke zum Garnieren beiseite legen. Restliches gewürfeltes Gemüse mit einer Küchenmaschine oder im Mixer zusammen mit den Tomaten, Knoblauch und Tomatenpüree fein pürieren.

2 Tomatensaft, Wasser nach Geschmack, Zucker, Oregano und Essig hinzufügen, erneut pürieren. Mit Salz und Pfeffer würzen. In eine große Schüssel oder in einen Rührbecher füllen und zugedeckt etwa 2 Stunden kühl stellen.

3 In der Zwischenzeit die Croûtons zubereiten. Die Rinde von den Brotscheiben abschneiden. Beide Brotseiten mit Zitronensaft beträufeln. Das Brot von beiden Seiten leicht rösten und anschließend in Würfel oder Streifen schneiden.

4 Kurz vor dem Servieren das zum Garnieren zurück gestellte Gemüse auf 8 gekühlte Suppenteller aufteilen. Die kalte Suppe darüber geben, zusammen mit den Croûtons und dem Schnittlauch servieren.

Bohnen-Kohl-Suppe

Für 4 Personen – Vorbereitung: 15 Minuten, ohne Einweichzeit – Garzeit: etwa 2 Stunden
Pro Portion: 420 kcal/1750 kJ, 25 g Eiweiß, 33 g Kohlenhydrate, 21 g Fett, 3 g Ballaststoffe

175 g	dicke Bohnen, über Nacht in kaltem Wasser eingeweicht
250 g	Chorizowurst
2	Rosmarinzweige
1	Bouquet garni
1,8 l	kaltes Wasser
2 EL	Olivenöl
1	Zwiebel, gehackt
2	Knoblauchzehen, zerdrückt
1	kleine rote Paprika, entstielt, entkernt, weiße Trennwände entfernt und gehackt
1	Prise Cayennepfeffer
250 g	Wirsingkohl, klein geschnitten
	Salz und Pfeffer
1 EL	gehackte Petersilie
	Zum Servieren:
	Olivenöl
	knuspriges Brot

1 Die eingeweichten Bohnen abgießen und abspülen. Zusammen mit einem 125-g-Stück Chorizowurst in einen Topf geben. Rosmarin, Bouquet garni und kaltes Wasser hinzufügen. Zum Kochen bringen und 10 Minuten kochen lassen, anschließend zugedeckt 1–1½ Stunden köcheln lassen, bis die Bohnen gar sind.

2 Öl in einer Pfanne erhitzen. Zwiebel, Knoblauch, Paprika und Cayenne darin 5 Minuten anbraten. Restliche Chorizowurst würfeln und in die Pfanne geben. Weitere 5 Minuten dünsten.

3 Die Zwiebelmischung zusammen mit dem Kohl zu den gekochten Bohnen geben, mit Salz und Pfeffer abschmecken. Aufkochen und 20 Minuten kochen lassen. Petersilie hinzufügen, gegebenenfalls nachwürzen und auf 4 vorgewärmte Suppenteller verteilen. Mit Olivenöl beträufeln und mit dem Brot servieren.

Caldo Verde

Für 6 Personen – Vorbereitung: 10 Minuten – Garzeit: 40 Minuten
Pro Portion: 125 kcal/520 kJ, 4 g Eiweiß, 19 g Kohlenhydrate, 4 g Fett, 5 g Ballaststoffe

2 EL	Olivenöl
1	große Zwiebel, gehackt
2	Knoblauchzehen, gehackt
500 g	Kartoffeln, in 2,5 cm große Würfel geschnitten
1,2 l	Wasser oder Gemüsebrühe
	Salz und Pfeffer
250 g	Frühlingszwiebeln, klein geschnitten
2 EL	gehackte Petersilie
	Croûtons (siehe Seite 86)
	zum Servieren

1 Das Öl in einer großen Bratpfanne erhitzen und die Zwiebel darin 5 Minuten goldgelb dünsten. Knoblauch und Kartoffeln hinzufügen und unter gelegentlichem Wenden einige weitere Minuten braten.

2 Wasser oder Brühe hinzugießen, mit Salz und Pfeffer würzen und die Kartoffeln in etwa 15 Minuten gar kochen. Die Kartoffeln leicht in der Flüssigkeit zermusen, Frühlingszwiebeln unterrühren und ohne Deckel 10 Minuten kochen. Petersilie hinzugeben und weitere 2–3 Minuten köcheln lassen. Mit den Croûtons servieren.

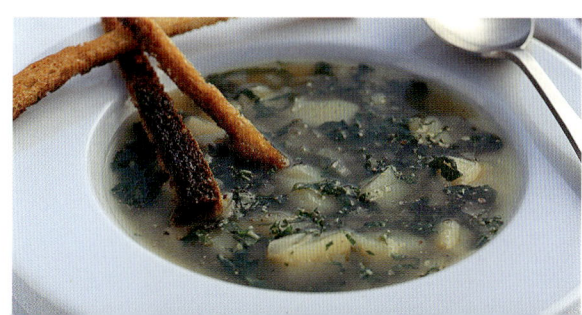

Geröstete Paprikasuppe
mit schwarzer Pfeffercreme

Für 4 Personen – Vorbereitung: 20 Minuten, ohne Kühlzeit – Garzeit: 1 Stunde
Pro Portion: 219 kcal/909 kJ, 4 g Eiweiß, 13 g Kohlenhydrate, 17 g Fett, 5 g Ballaststoffe

6	große rote oder gelbe Paprika
4	Porreestangen (Lauch), nur die weißen und hellgrünen Teile, in dünne Scheiben geschnitten
3 EL	Olivenöl
750 ml	Hühner- oder Gemüsebrühe
	Salz und Pfeffer
2 TL	schwarze Pfefferkörner
75 ml	Mascarponekäse
75 ml	Milch
	getoastetes Landbrot
	zum Servieren

1 Die Paprika auf ein Backblech legen und im vorgeheizten Backofen bei 240 °C (Gas Stufe 9) 20–30 Minuten leicht kohlig rösten. Einmal zwischendurch wenden. Paprika aus dem Ofen nehmen, in einen Gefrierbeutel legen und leicht verschließen. 10 Minuten abkühlen lassen.

2 Porree 5 Minuten in kaltem Wasser einweichen.

3 Paprika aus dem Beutel nehmen und vorsichtig die Haut abziehen. Paprika halbieren, entstielen, entkernen und weiße Trennwände herausschneiden. Paprikafleisch grob hacken. Porree in einem Sieb abtropfen lassen und gut abspülen, um den restlichen Schmutz zu beseitigen.

4 Öl in einem großen Topf erhitzen, Porree darin etwa 10 Minuten dünsten. Paprika, Brühe und etwas Salz und Pfeffer hinzufügen. Die Mischung aufkochen und anschließend 20 Minuten bei schwacher Hitze köcheln lassen.

5 Pfefferkörner gut zerkleinern. Mascarpone, Milch und Pfeffer verrühren, salzen und kühl stellen.

6 Die Suppe in einer Küchenmaschine oder mit dem Mixer pürieren, anschließend durch ein Sieb in den gesäuberten Topf zurückgießen. Erhitzen, abschmecken und gegebenenfalls nachwürzen. Die Suppe in gewärmte Suppentassen füllen, mit Klecksen der Pfeffercreme und mit dem Brot servieren.

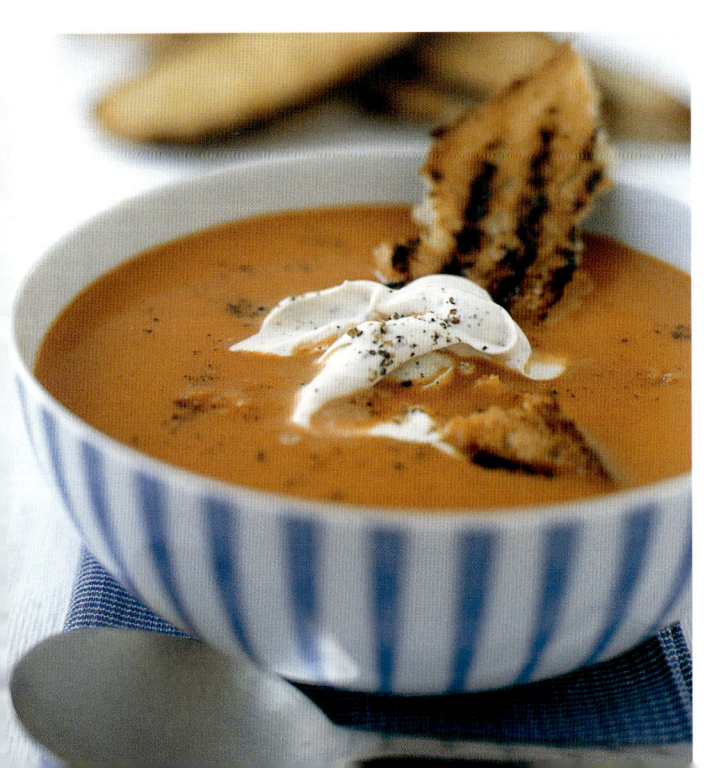

Kürbis-Knoblauch-Suppe

Für 6–8 Personen – Vorbereitung: 30 Minuten – Garzeit: 50 Minuten
Pro Portion: 228 kcal/947 kJ, 11 g Eiweiß, 14 g Kohlenhydrate, 15 g Fett, 2 g Ballaststoffe

750 g	**Kürbis**
6	**Knoblauchzehen, ungeschält**
4 EL	**Olivenöl**
2	**Zwiebeln, fein geschnitten**
2	**Selleriestangen, gehackt**
50 g	**weißer Langkornreis**
1,5 l	**Hühner- oder Gemüsebrühe oder Wasser**
	Salz und frisch gemahlener schwarzer Pfeffer
4 EL	**gehackte Petersilie zum Servieren**

Für die Parmesancrisps:

125 g	**frisch geriebener Parmesankäse**
	wenige winzige Fenchelsamen (nach Belieben)
	frischer roter Chili, fein gehackt (nach Belieben)

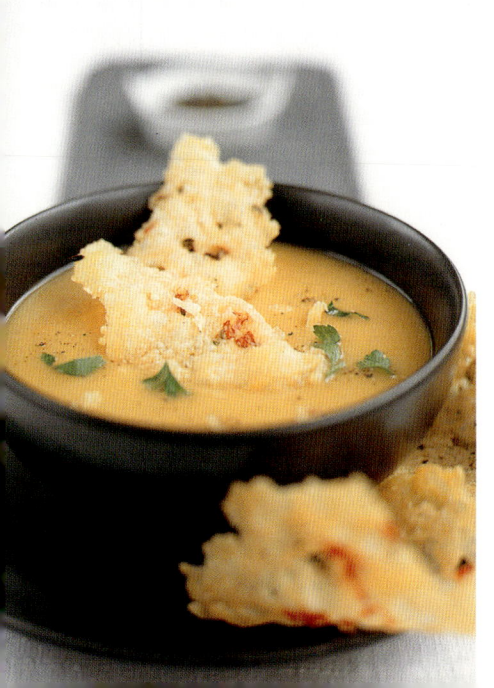

1 Den Kürbis halbieren, die Samen herausholen, den Kürbis schälen und das Fruchtfleisch grob würfeln. Kürbisstücke zusammen mit den Knoblauchzehen auf ein Backblech legen und mit 2 Esslöffeln vom Olivenöl beträufeln. Überfüllen Sie das Blech nicht – nutzen Sie bei Bedarf lieber 2 Backbleche. Im vorgeheizten Backofen bei 200 °C (Gas Stufe 6) 30 Minuten garen. Das Kürbisfleisch sollte zart und leicht gebräunt sein.

2 Restliches Olivenöl in einem großen Topf erhitzen, Zwiebel und Sellerie hinzufügen. Bei schwacher Hitze etwa 10 Minuten leicht bräunen. Reis einrühren und Brühe oder Wasser hinzugießen. Aufkochen und zugedeckt 15–20 Minuten köcheln lassen, bis der Reis gar ist.

3 Kürbis und Knoblauch aus dem Ofen nehmen und leicht abkühlen lassen. Knoblauch schälen. Knoblauch und Kürbis in den Topf geben, aufkochen und 10 Minuten köcheln lassen.

4 In der Zwischenzeit die Parmesancrisps zubereiten. Ein Backblech mit Backpapier belegen. Kleine Häufchen Parmesan auf das Blech geben, mit einem Löffel flach drücken. Nach Belieben mit Fenchel und Chili bestreuen.

5 Im vorgeheizten Backofen Crisps bei 200 °C (Gas Stufe 6) 3–6 Minuten goldbraun backen. Das Blech aus dem Ofen nehmen und einige Minuten stehen lassen oder nach Belieben jetzt über über einen Holzstab rollen, um Röllchen zu formen. Vorsichtig vom Backpapier nehmen. Vollständig abkühlen lassen.

6 Die Suope in einer Küchenmaschine oder mit einem Mixer grob pürieren und wieder in den Topf geben. Mit Salz und reichlich frisch gemahlenem schwarzem Pfeffer würzen. Sollte die Suppe zu dick sein, fügen Sie etwas Brühe oder Wasser hinzu.

7 Zum Servieren die Suppe erneut erhitzen und die Petersilie einrühren. Mit den Parmesan-Crisps servieren.

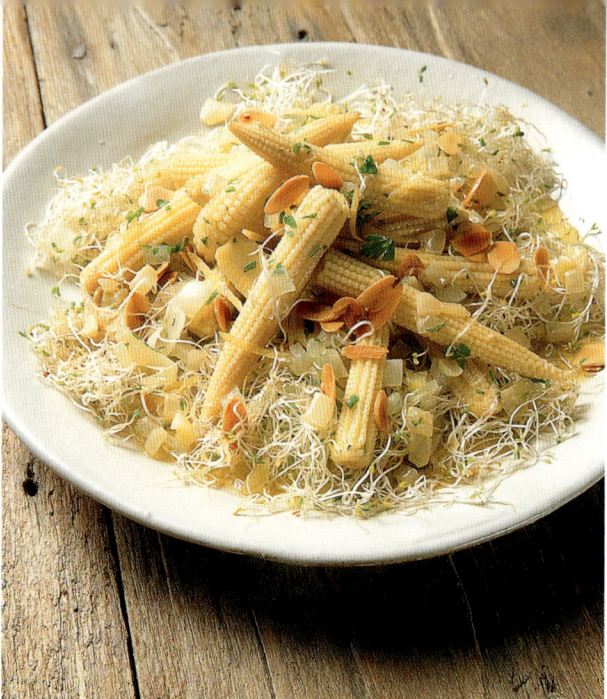

Babymais und Alfalfasalat

Für 4–6 Personen – Vorbereitung: 15 Minuten – Garzeit: 8–10 Minuten
Pro Portion: 200 kcal/840 kJ, 7 g Eiweiß, 4 g Kohlenhydrate, 18 g Fett, 1 g Ballaststoffe

500 g	Babymaiskolben
125 g	Alfalfasprossen
5 EL	Oliven- oder Erdnussöl
½	Zwiebel, gehackt
25 g	Mandelblättchen
2 EL	Weißweinessig
½ TL	fein geriebene Zitronenschale
½ TL	brauner Zucker
1 EL	gehackte Petersilie
	Salz und Pfeffer

1 Die Maiskolben der Länge nach halbieren, es sei denn, sie sind sehr klein. In kochendem Wasser etwa 3–4 Minuten weich garen. In ein Sieb geben und mit kaltem Wasser abschrecken. Gut abtropfen lassen und mit den Sprossen in eine große Schüssel geben.

2 2 Esslöffel Öl in einer kleinen Pfanne erhitzen, die Zwiebel darin 3 Minuten weich dünsten. In eine kleine Schale füllen.

3 Mandeln in die Pfanne geben und darin unter Rühren 1–2 Minuten bräunen. Mit den restlichen Zutaten und dem restlichen Öl zur Zwiebel geben und gut vermengen.

4 Zum Servieren den Salat mit Salz und Pfeffer würzen. Die Dressing-Mischung auf dem Salat verteilen und leicht mischen.

Kartoffelsalat mit Sellerie und roten Zwiebeln

Für 4 Personen – Vorbereitung: 10 Minuten – Garzeit: 10–15 Minuten
Pro Portion: 380 kcal/1577 kJ, 4 g Eiweiß, 26 g Kohlenhydrate, 30 g Fett, 3 g Ballaststoffe

500 g	neue Kartoffeln, halbiert
1	kleine Fenchelknolle, halbiert und fein gehackt
2	Selleriestangen, in kleine Scheiben geschnitten
1	rote Zwiebel, halbiert und fein geschnitten
	Sellerieblättchen oder Dillzweige zum Garnieren (nach Belieben)

Für das Dressing:

150 ml	Mayonnaise
2 TL	grobkörniger Senf
2 EL	fein gehackter Dill
	Salz und Pfeffer

1 Die Kartoffeln in kochendem Wasser in 10–15 Minuten weich kochen.

2 In der Zwischenzeit Fenchel, Sellerie und Zwiebel vermengen und beiseite stellen.

3 Für das Dressing Mayonnaise, Senf und Dill miteinander verrühren. Nach Geschmack würzen.

4 Die Kartoffeln abgießen, mit kaltem Wasser abschrecken und abtropfen lassen. Die Kartoffeln zum Salat geben. Das Dressing hinzufügen und mit den Zutaten vermengen. Nach Belieben mit Sellerieblättchen oder Dill garnieren.

Gegrillter Auberginen-Zucchini- salat mit Honig-Minze-Dressing

Für 4 Personen – Vorbereitung: 15 Minuten – Garzeit: 4–6 Minuten
Pro Portion: 215 kcal/894 kJ, 8 g Eiweiß, 12 g Kohlenhydrate, 16 g Fett, 3 g Ballaststoffe

2	mittelgroße Auberginen, in dünne Scheiben geschnitten
2	Zucchini, in dünne Scheiben geschnitten
1	rote Paprika, entstielt, entkernt, weiße Trennwände entfernt und in Streifen geschnitten
ca. 3 EL	Olivenöl
125 g	Fetakäse
	Minzeblätter zum Garnieren
	Toastbrot oder Baguette zum Servieren

Für das Honig-Minze-Dressing:

50 g	Minzeblätter, grob gehackt
1 EL	flüssiger Honig
1 TL	englischer Senf
2 EL	Limonensaft
	Salz und Pfeffer

1 Auberginen- und Zucchinischeiben und Paprikastreifen mit Olivenöl bestreichen. Das Gemüse unter dem Grill auf höchster Stufe 2–3 Minuten von jeder Seite garen.

2 Das Gemüse in eine Schüssel geben. Den Fetakäse zerkrümeln und die Käsekrümel über das Gemüse streuen.

3 Für das Dressing alle Zutaten vermengen, mit Salz und Pfeffer würzen. Das Dressing über den Salat geben.

4 Den Salat mit Minzeblättern garnieren. Dazu schmeckt Toastbrot oder krosses Baguettebrot.

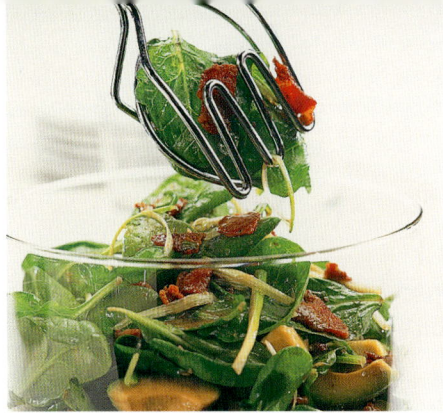

Spinat-Avocado-Salat mit Bacon

Für 4–6 Personen – Vorbereitung: 5 Minuten – Garzeit: 8 Minuten
Pro Portion: 466 kcal/1920 kJ, 10 g Eiweiß, 6 g Kohlenhydrate, 45 g Fett, 5 g Ballaststoffe

1	reife Avocado, geschält und entsteint
1 EL	Zitronensaft
500 g	junge Spinatblätter
1	kleines Bund Frühlingszwiebeln, in Juliennestreifen geschnitten
4	Scheiben Rückenspeck (Bacon), entrindet und gehackt
1	Knoblauchzehe, zerdrückt
1	Portion Walnussdressing (siehe unten)

1 Das Avocadofleisch würfeln und mit dem Zitronensaft beträufeln, damit die Avocado nicht braun wird.

2 Spinat gut abwaschen und abtropfen lassen. In Stücke reißen und zusammen mit den Frühlingszwiebeln und der Avocado in eine Schüssel geben.

3 Speck und Knoblauch in einer Pfanne ohne Fett knusprig braun braten. Mit einem Schaumlöffel herausnehmen, mit Küchenpapier überschüssiges Fett abtupfen und über den Salat streuen.

4 Das Walnussdressing über den Salat geben, vermischen und sofort servieren.

Walnussdressing

Ergibt etwa 150 Milliliter – Vorbereitung: 10 Minuten
Pro Portion: 924 kcal/3800 kJ, 3 g Eiweiß, 6 g Kohlenhydrate, 99 g Fett, 1 g Ballaststoffe

3 EL	Balsamico-Essig
1 TL	brauner Zucker
1 TL	Dijonsenf
	Salz und Pfeffer
125 ml	Walnussöl
1 EL	fein gehackte Walnüsse
1 EL	gehackte Petersilie oder Basilikum

1 Essig, Zucker und Senf verrühren. Mit Salz und Pfeffer abschmecken. Nochmals gut vermengen. Nach und nach das Walnussöl unterrühren.

2 Nüsse und Kräuter unter das Dressing rühren und nochmals abschmecken.

Salat Niçoise

Als Hauptspeise für 2 Personen – Vorbereitung: 10 Minuten – Garzeit: 15–18 Minuten
Pro Portion: 560 kcal/2340 kJ, 36 g Eiweiß, 27 g Kohlenhydrate, 35 g Fett, 6 g Ballaststoffe

250 g	kleine neue Kartoffeln, geschrubbt, oder mittelgroße Kartoffeln, geschrubbt und halbiert
5 EL	natives Olivenöl
2 EL	Rotweinessig
	Salz und Pfeffer
250 g	französische Bohnen
250 g	frisches Tunfischsteak, in Streifen geschnitten
2	Knoblauchzehen, fein gehackt
2	Anchovisfilets, gehackt
	etwa 1½ TL Dijonsenf
1	rote Paprika, gegrillt, enthäutet, entstielt, entkernt, weiße Trennwände entfernt und dünn geschnitten
2 EL	Kapern
	Zitronenstücke zum Servieren (nach Belieben)

1 Die Kartoffeln 8–10 Minuten gar dämpfen. In eine Salatschüssel füllen und mit jeweils 1 Esslöffel Öl und Essig beträufeln. Mit Salz und Pfeffer würzen.

2 Die Bohnen 5–6 Minuten weich dämpfen. Beiseite stellen.

3 1 Esslöffel Öl in einer beschichteten Pfanne erhitzen. Tunfisch hineingeben und auf hoher Stufe garen. Zu den Kartoffeln geben.

4 Restliches Öl in die Pfanne geben, Knoblauch und Anchovis darin 30 Sekunden anbraten. Restlichen Essig zufügen und 1 Minute kochen lassen. Senf einrühren. Die Mischung über die Kartoffeln gießen. Paprika, Bohnen, Kapern und etwas Pfeffer hinzufügen und vorsichtig mit den Kartoffeln vermengen. Den Salat sofort mit den Zitronenstücken servieren.

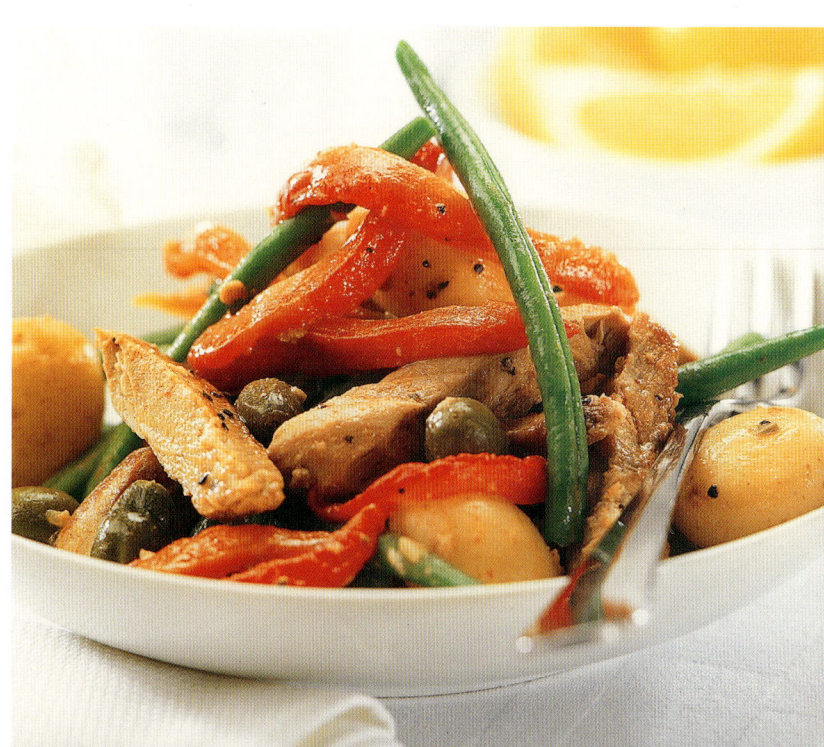

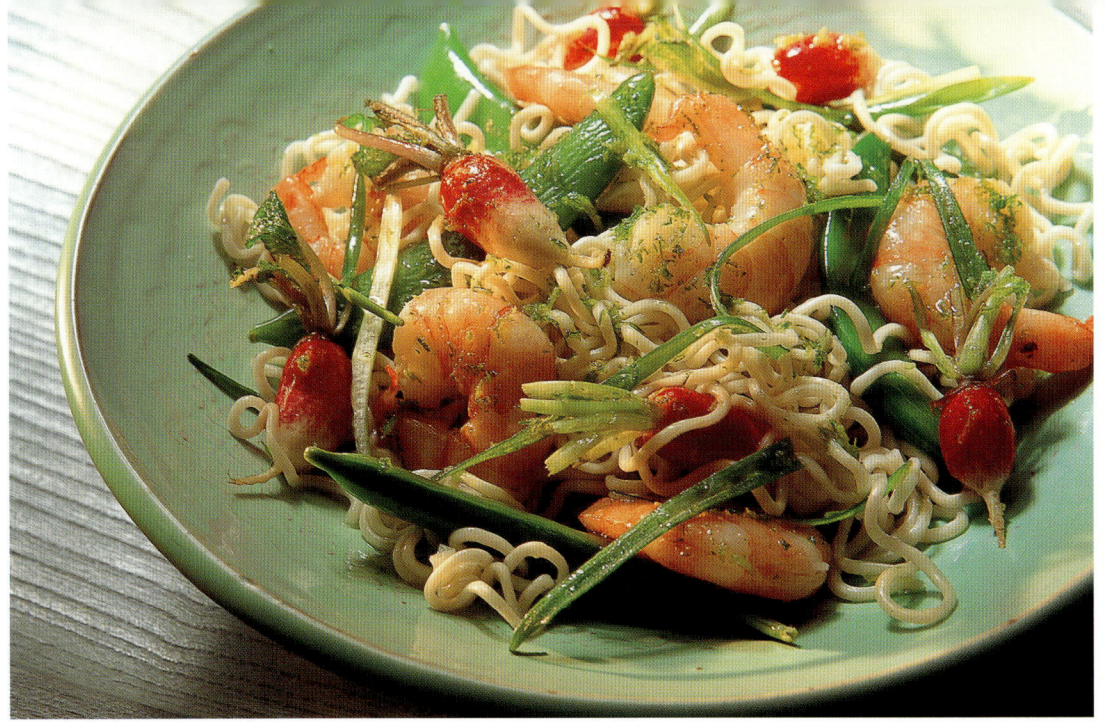

Chinesischer Nudel-Garnelen-Salat

Für 4–6 Personen – Vorbereitung: 15 Minuten – Garzeit: etwa 6 Minuten

Pro Portion: 380 kcal/1590 kJ, 18 g Eiweiß, 38 g Kohlenhydrate, 18 g Fett, 3 g Ballaststoffe

175 g **chinesische Trockeneiernudeln**

6 **Frühlingszwiebeln**

1 **kleines Bund Radieschen, die Enden abgeschnitten**

175 g **Zuckererbsen, die Enden abgeschnitten und zerkleinert**

175 g **gekochte geschälte Garnelen Salz und Pfeffer**

1 **Portion Ingwer-Limonen-Dressing (siehe Seite 95) oder süß-saures Dressing (siehe Seite 95)**

1 Die Nudeln in kochendes Wasser geben und zugedeckt etwa 5 Minuten ziehen lassen. In einem Sieb abgießen und mit kaltem Wasser abschrecken. Gut abtropfen lassen und in eine Salatschüssel geben.

2 In der Zwischenzeit die Frühlingszwiebeln waschen, abtropfen lassen und in kurze Abschnitte teilen. Die Radieschen ganz lassen oder in Scheiben schneiden. Beides zu den Nudeln geben.

3 Die Zuckererbsen in kochendem Wasser 1 Minute blanchieren. In einem Sieb abgießen, kalt abschrecken und abtropfen lassen. Mit den Garnelen zum Salat geben. Mit Salz und Pfeffer würzen.

4 Kurz vor dem Servieren das von Ihnen gewählte Dressing darüber geben und gut mit dem Salat mischen.

Süß-saures Dressing

Ergibt etwa 250 Milliliter – Vorbereitung: 10 Minuten

Pro Portion: 565 kcal/2334 kJ, 3 g Eiweiß, 15 g Kohlenhydrate, 55 g Fett, 2 g Ballaststoffe

1	Frühlingszwiebel
2	frische reife Pflaumen, entsteint und fein gewürfelt
5 EL	Oliven- oder Erdnussöl
2 EL	Sherryessig
2 TL	Sojasauce
2 TL	Tomatenpüree
½	Knoblauchzehe, zerdrückt
½ TL	brauner Zucker
	Salz und Pfeffer

1 Die Frühlingszwiebel in 2,5 cm lange Stücke schneiden. In eine Schüssel oder einen Rührbecher geben, Pflaumenwürfel zufügen.

2 Restliche Zutaten zugeben. Mit einer Gabel gut verrühren oder den geschlossenen Rührbecher kräftig durchschütteln. Bei Bedarf das Dressing verwenden.

Ingwer-Limonen-Dressing

Ergibt 150 Milliliter – Vorbereitung: 10 Minuten

Pro Portion: 583 kcal/2406 kJ, 1 g Eiweiß, 22 g Kohlenhydrate, 55 g Fett

2 TL	frisch geriebene Ingwerwurzel
1	Knoblauchzehe, zerdrückt
2	Limonen
1 EL	flüssiger Honig
	Salz und Pfeffer
75 ml	Erdnuss- oder Traubenöl
2 EL	gehackter Koriander

1 Ingwer und Knoblauch in eine Schüssel geben. Limonenschale abreiben und zusammen mit dem Honig zur Ingwer-Knoblauch-Mischung geben. Pfeffer und Salz unterrühren.

2 Die Limonen auspressen. Den Saft unterrühren. Das Öl hinzugießen und gut mit den übrigen Zutaten vermengen. Alternativ können Sie alle Zutaten in einen Rührbecher geben und gut durchschütteln. Kurz vor der Verwendung des Dressings den Koriander unterrühren.

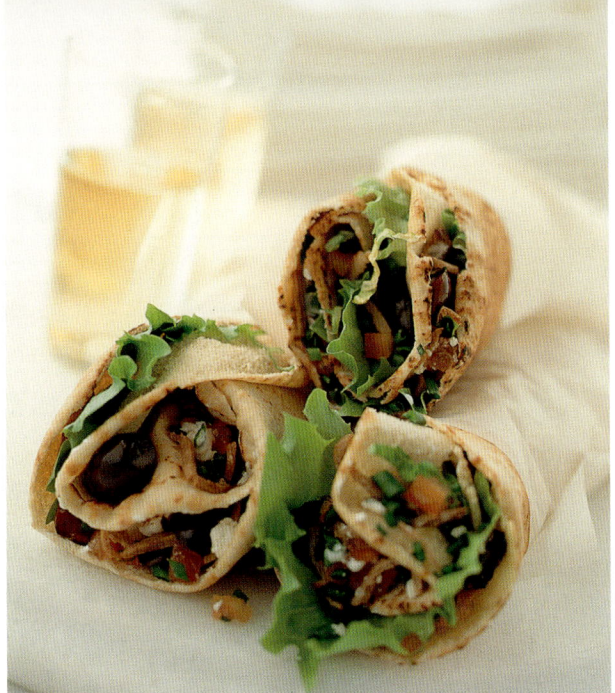

Griechische Pitta-Wraps

Für 4 Personen – Vorbereitung: 10 Minuten – Garzeit: 2–3 Minuten

Pro Portion: 560 kcal/2346 kJ, 19 g Eiweiß, 59 g Kohlenhydrate, 29 g Fett, 5 g Ballaststoffe

4	**große Pittabrote**
125 g	**gekochtes Lammfleisch,**
	klein geschnitten
1	**kleines Bund Frühlingszwiebeln,**
	gesäubert und gehackt
2	**Salatblätter, gehackt**
2	**Tomaten, enthäutet,**
	entkernt und gehackt
4	**schwarze Oliven,**
	halbiert und entsteint
75 g	**Fetakäse, zerkrümelt**
4	**Salatblätter**
	Salz und Pfeffer

Für das Dressing:

2 EL	**Naturjoghurt**
2 EL	**Olivenöl**
¼ TL	**Dijonsenf**
¼ TL	**flüssiger Honig**
	Salz und Pfeffer

1 Die Pittabrote vorsichtig kreuzweise einschneiden. Leicht aufmachen und eine Tasche formen. Die Dressingzutaten miteinander vermengen und mit Salz und Pfeffer würzen.

2 Lamm, Frühlingszwiebeln, gehackte Salatblätter, Tomaten, Oliven, Dressing und Salz und Pfeffer gut miteinander mischen.

3 Die Salatmischung aufteilen und jedes Pittabrot damit füllen.

4 Unter dem vorgeheizten Grill etwa 2–3 Minuten garen, bis die Füllung leicht blubbert. Die Salatblätter hinzugeben und die Brote in Pergamentpapier einwickeln.

Sommergemüse mit Kräuter-Aioli

Für 4 Personen – Vorbereitung: 15 Minuten

Pro Portion: 565 kcal/2330 kJ, 4 g Eiweiß, 7 g Kohlenhydrate, 58 g Fett, 2 g Ballaststoffe

Für das Aioli:

2–8	Knoblauchzehen (nach Geschmack)
½ TL	Meersalz
2	Eigelb
1 EL	Zitronensaft
1 TL	Dijonsenf
300 ml	französisches extra natives Olivenöl
4 EL	gemischte Kräuter (z. B. Basilikum, Schnittlauch und Petersilie)
1–2 EL	kochendes Wasser (nach Belieben)
	Pfeffer
500 g	frisches Sommergemüse
	Zitronenstücke zum Servieren

1 Für das Aioli die Knoblauchzehen zusammen mit dem Meersalz mit einem Stößel zerkleinern. Zusammen mit dem Eigelb, Zitronensaft, Senf und Pfeffer in einer Küchenmaschine oder mit einem Mixer pürieren.

2 Nach und nach das Öl unterschlagen, bis eine dicke Creme entsteht. Zum Schluss die Kräuter unterrühren. Sollte das Aioli zu dick sein, etwas kochendes Wasser zufügen.

3 Das Gemüse waschen, abtropfen lassen und zerkleinern. Das Gemüse auf einer Servierplatte anrichten. Mit der Zitrone und dem Aioli servieren.

Spanische Tortilla

Für 10–12 Personen – Vorbereitung: 10 Minuten – Garzeit: 45 Minuten

Pro Portion: 226 kcal/939 kJ, 5 g Eiweiß, 15 g Kohlenhydrate, 17 g Fett, 2 g Ballaststoffe

200 ml	extra natives Olivenöl
750 g	Kartoffeln, in Würfel geschnitten
1	Zwiebel, gehackt
4	große Eier
	Salz und Pfeffer

1 Das Öl in einer großen Pfanne erhitzen. Kartoffeln, Zwiebel und etwas Salz bei schwacher Hitze darin 20 Minuten dünsten. Gelegentlich wenden.

2 Die Eier aufschlagen. Die Kartoffel-Zwiebel-Mischung mit einem Schaumlöffel aus der Pfanne nehmen und mit dem Ei verrühren. Mit Salz und Pfeffer würzen. 10 Minuten ruhen lassen. Das Öl aus der Pfanne abgießen, 3 Esslöffel auffangen.

3 2 Esslöffel vom Öl in die Pfanne geben und erhitzen. Die Kartoffel-Ei-Mischung in die Pfanne geben und bei schwacher Hitze etwa 10 Minuten stocken lassen, die Unterseite sollte goldbraun sein. Die Tortilla vorsichtig mit der goldbraunen Seite nach oben auf einen Servierteller geben. Restliches Öl in die Pfanne geben, die Tortilla wieder hineingleiten lassen und die andere Seite etwa 5 Minten bräunen.

4 Die Tortilla aus der Pfanne nehmen. Warm servieren oder abkühlen lassen und in Stücke oder Streifen schneiden.

Geschmorte provenzalische Artischocken

Für 4–6 Personen – Vorbereitung: 15 Minuten – Garzeit: etwa 1 Stunde
Pro Portion: 280 kcal/1164 kJ, 6 g Eiweiß, 11 g Kohlenhydrate, 23 g Fett, 1 g Ballaststoffe

2	Zitronen, halbiert
4	große Artischocken
8 EL	extra natives Olivenöl
2	Knoblauchzehen
2	Schalotten, fein gehackt
1 TL	gehackter Thymian
50 g	geräucherte Pancetta, gewürfelt
1	große reife Fleischtomate, enthäutet und gewürfelt
1 EL	gehacktes Basilikum
	Salz und Pfeffer
2 EL	trockener Weißwein
	etwas geriebener Parmesankäse zum Servieren
	Basilikumblätter zum Garnieren

1 Eine große Schale mit kaltem Wasser füllen. Den Saft von ½ Zitrone hinzufügen. Den größten Teil des Artischockenstamms abschneiden, etwa 2,5 cm übrig lassen. So viele äußere Blätter wie möglich entfernen und vom oberen Ende etwa 2,5 cm abschneiden. Rundherum mit dem Saft der 2. Zitronenhälfte einreiben. Artischocken in die Schale mit dem Zitronenwasser setzen.

2 Die Artischocken in einen großen Topf mit leicht gesalzenem Wasser setzen. Zugedeckt etwa 20 Minuten zart garen. Auf Küchenpapier abtropfen und abkühlen lassen.

3 In der Zwischenzeit 2 Esslöffel Olivenöl in einer Pfanne erhitzen. Knoblauch, Schalotten und Thymian 5 Minuten darin dünsten. Pancetta hinzufügen und goldbraun braten, dann Tomaten und Basilikum unterrühren. Die Pfanne vom Herd nehmen.

4 Die Artischocken halbieren, die haarigen Teile herauskratzen und entfernen. Artischocken quer aufschneiden und in eine große feuerfeste Form legen. Die Tomaten-Schalotten-Mischung in die hohle Mitte und auf die Stämme geben, restliches Öl und den Saft der 2. Zitrone darüber träufeln. Mit Salz und Pfeffer bestreuen. Den Weißwein darüber gießen. Die Form zudecken und im vorgeheizten Backofen bei 180 °C (Gas Stufe 4) 30 Minuten backen.

5 Sehr heiß oder warm servieren. Mit Basilikumblättern garnieren und mit etwas zusätzlichem Olivenöl oder Zitronensaft beträufeln. Parmesan darüber streuen.

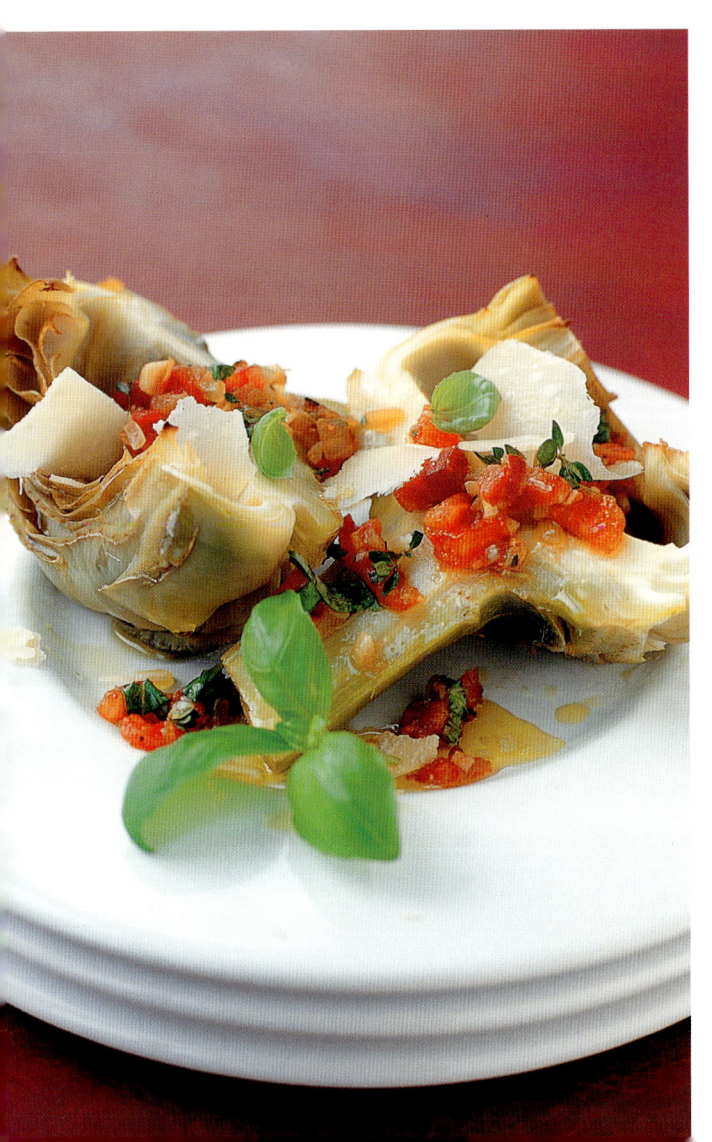

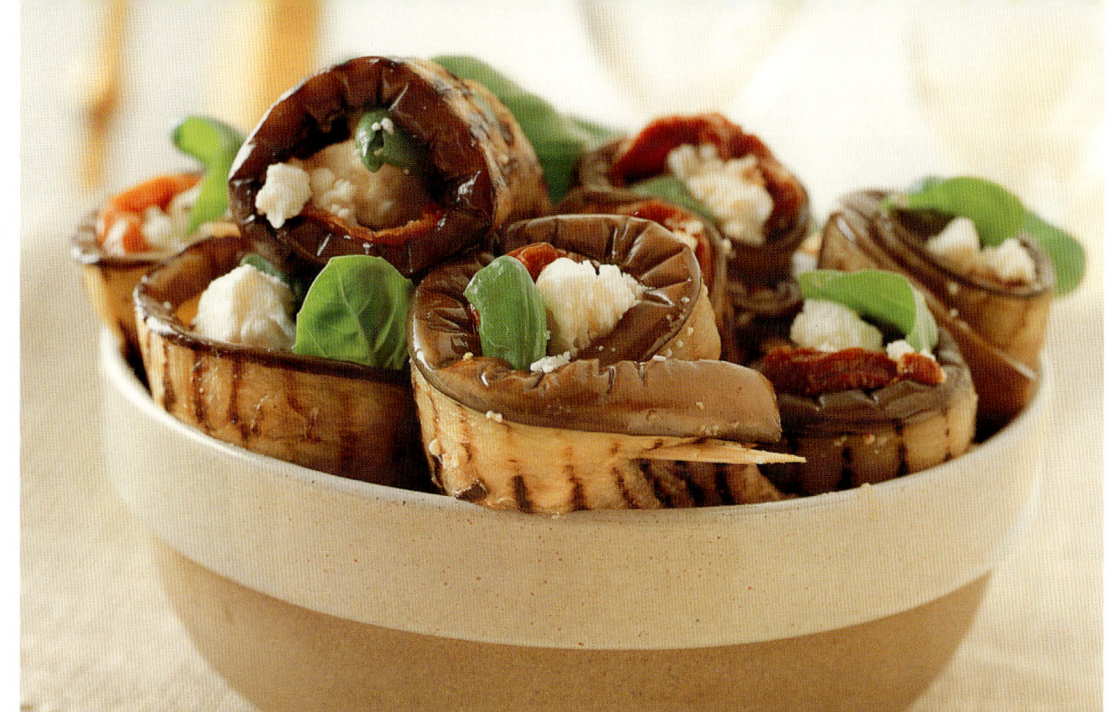

Fetarollen mit Auberginen und Tomaten

Für 4 Personen – Vorbereitung: 15 Minuten – Garzeit: etwa 6 Minuten
Pro Portion: 366 kcal/1514 kJ, 8 g Eiweiß, 5 g Kohlenhydrate, 35 g Fett, 3 g Ballaststoffe

2	mittelgroße Auberginen
3 EL	Olivenöl
125 g	Fetakäse, grob gewürfelt
12	sonnengetrocknete Tomaten in Öl, abgetropft
15–20	Basilikumblätter
	Salz und Pfeffer

1 Enden der Auberginen abschneiden, dann der Länge nach jeweils außen eine dünne Scheibe abschneiden, diese Scheiben entfernen. Auberginen anschließend der Länge nach jeweils in 4 Scheiben schneiden. Den Grill auf höchster Stufe vorheizen.

2 Beide Seiten der Auberginenscheiben mit Öl bestreichen und 3 Minuten von jeder Seite grillen. Alternativ auf höchster Stufe in einer Pfanne von jeder Seite 3 Minuten bräunen.

3 Auberginenscheiben auf eine Platte legen. Käse, Tomaten und Basilikum darauf legen. Mit Salz und Pfeffer bestreuen. Vom kurzen Ende her die Auberginenscheiben aufrollen und mit einem Cocktailsspieß zusammenstecken. Auf einer Servierplatte anordnen und sofort servieren oder zudecken und an einen kühlen Ort stellen (nicht in den Kühlschrank).

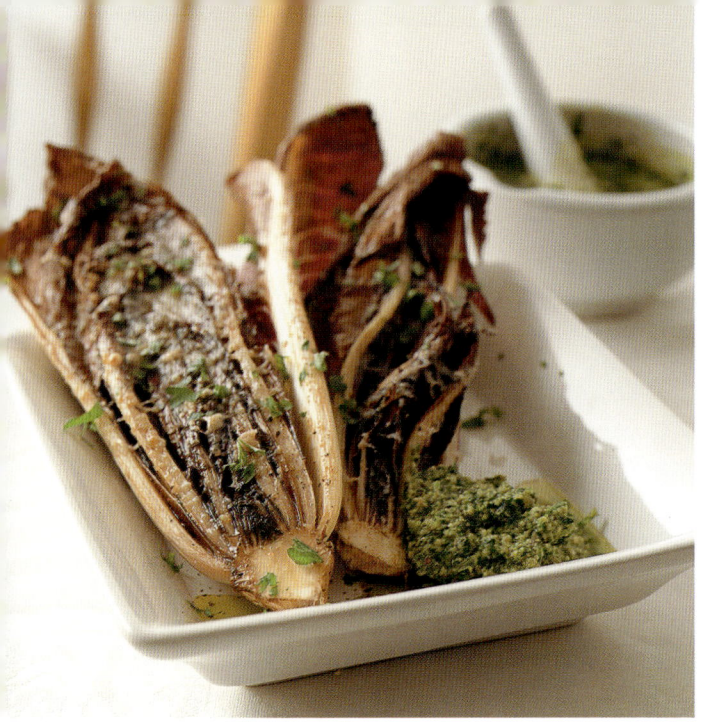

Gegrillter Chicorée mit Salsa verde

Für 4 Personen – Vorbereitung: 15 Minuten – Garzeit: 9 Minuten

Pro Portion: 570 kcal/2359 kJ, 17 g Eiweiß, 6 g Kohlenhydrate, 55 g Fett, 5 g Ballaststoffe

Für die Salsa verde:

200 g	glatte Petersilie
50 g	geröstete Pinienkerne
2	eingelegte Gurken
8	grüne Oliven, entsteint
1	Knoblauchzehe, gehackt
1 EL	Zitronensaft
150 ml	Olivenöl
	Salz und Pfeffer

4	Chicorée (je 150 g), gesäubert und längs halbiert
2 EL	Olivenöl
125 g	grob geriebener Parmesankäse gehackte Petersilie zum Garnieren getoastetes Ciabatta-Brot zum Servieren

1 Für die Salsa verde alle Zutaten außer dem Öl in einer Küchenmaschine oder mit einem Mixer grob pürieren. Zum Schluss bei laufendem Motor portionsweise das Öl unterrühren. In eine Servierschüssel füllen, zudecken und beiseite stellen (im Kühlschrank hält sich die Salsa etwa 1 Woche).

2 Den Grill auf höchster Stufe vorheizen. Die Chicoréehälften mit der Schnittseite nach unten auf ein Grillrost legen, mit etwas Öl bestreichen und 5 Minuten grillen. Die Chicoréehälften umdrehen, mit Öl bestreichen und mit dem Parmesan bestreuen. Weitere 4 Minuten grillen, bis der Käse geschmolzen ist und die Kanten des Gemüses leicht angebrannt sind.

3 Die Chicoréehälften auf 4 Servierteller legen und mit der Petersilie bestreuen. Einen Klecks Salsa verde hinzufügen. Restliche Salsa verde getrennt dazu reichen. Dazu schmeckt Ciabatta.

Zucchini-Minze-Frittata

Für 4 Personen – Vorbereitung: 10 Minuten – Garzeit: 15–18 Minuten

Pro Portion: 287 kcal/1193 kJ, 16 g Eiweiß, 11 g Kohlenhydrate, 21 g Fett, 1 g Ballaststoffe

2 EL	Olivenöl
1	rote Zwiebel, dünn geschnitten
500 g	Zucchini, in dünne Scheiben geschnitten
1	rote Chili, entkernt und dünn geschnitten
5	Eier, verquirlt
1 EL	Crème double
4 EL	gehackte Minze
50 g	geriebener Parmesankäse
	Salz und Pfeffer
	gegrilltes Foccacia-Brot oder knuspriges Brot zum Servieren

1 Das Öl in einer kleinen Bratpfanne (Durchmesser ca. 20 cm) erhitzen. Die Zwiebel darin unter ständigem Rühren 3–4 Minuten dünsten. Zucchini und Chili hinzugeben und 4–5 Minuten braten.

2 In der Zwischenzeit Eier, Crème double, Salz, Pfeffer und Minze verrühren. Über die Gemüsemischung geben. Bei mittlerer 5 Minuten stocken lassen, bis die Eier auf der Unterseite goldgraun sind. Mit einem Pfannenheber können Sie leicht prüfen, ob die Unterseite gebräunt ist.

3 Den Parmesan über die Frittata streuen. Die Pfanne unter den vorgeheizten Grill stellen und 3–4 Minuten überbacken.

4 Die Frittata in Stücke schneiden und mit dem Brot Ihrer Wahl servieren.

Gemüse-Carpaccio mit Parmesan

Für 4 Personen – Vorbereitung: 15 Minuten

Pro Portion: 85 kcal/350 kJ, 4 g Eiweiß, 6 g Kohlenhydrate, 5 g Fett, 3 g Ballaststoffe

12	kleine Radieschen, Enden abgeschnitten und in Scheiben geschnitten
je 1	grüne und rote Paprika, entstielt, entkernt, weiße Trennwände entfernt und in dünne Streifen geschnitten
2	kleine Möhren, dünn geschnitten
3	Selleriestangen, in dünne Scheiben geschnitten
1	kleine Fenchelknolle, klein geschnitten
1 EL	extra natives Olivenöl
25 g	geriebener Parmesankäse
	Pfeffer

1 Das Gemüse auf 4 Portionen aufteilen, auf Teller legen und in kleinen Häufchen arrangieren.

2 Das Gemüse mit Olivenöl beträufeln. Den Parmesan darüber streuen und mit frisch geriebenem schwarzem Pfeffer bestreuen.

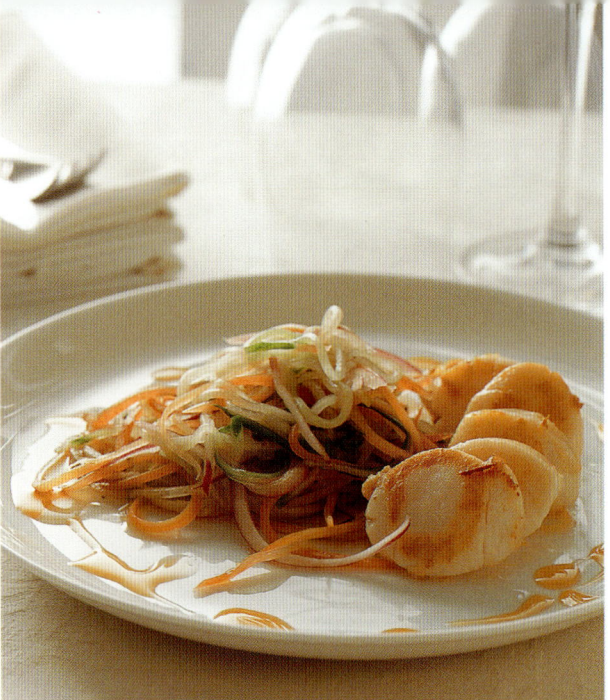

Jakobsmuscheln mit Möhren, Papaya und Rote-Zwiebel-Salat

Für 4 Personen – Vorbereitung: 15 Minuten – Garzeit: 2–4 Minuten

Pro Portion: 230 kcal/967 kJ, 28 g Eiweiß, 12 g Kohlenhydrate, 8 g Fett, 3 g Ballaststoffe

1	kleine grüne Papaya oder 1 Gurke
1	Möhre, klein geschnitten
1	rote Zwiebel, in dünne Scheiben geschnitten
50 g	geröstete Erdnüsse
2 TL	Limonensaft
1 EL	Thai-Fischsauce (Nam Pla)
4 EL	fein gehackte Korianderblätter
12	große Jakobsmuscheln, gesäubert
	Salz und Pfeffer
	Chiliöl zum Servieren (nach Belieben)

1 Die Papaya halbieren, Samen herauskratzen, das Fruchtfleisch herausschneiden. Falls Sie eine Gurke verwenden, diese längs halbieren, Kerne herauskratzen und dünn schälen. Papaya oder Gurke klein schneiden.

2 Papaya oder Gurke mit Möhre, Zwiebel und Erdnüssen mischen. Limonensaft, Fischsauce und Koriander untermengen. Den Salat auf 4 Tellern anrichten.

3 Die Muscheln zur Hälfte horizontal einschneiden. Eine große, gusseiserne Pfanne erhitzen. Muscheln darin 1–2 Minuten kurz anbraten. Die Pfanne vom Herd nehmen und die Muscheln mit Salz und Pfeffer würzen. Die Muscheln neben dem Salat arrangieren und sofort servieren. Zum Würzen des Salats eignet sich Chiliöl.

Tunfisch mit Muhammara

Für 4 Personen – Vorbereitung: 35 Minuten – Garzeit: 10 Minuten
Pro Portion: 350 kcal/1460 kJ, 20 g Eiweiß, 4 g Kohlenhydrate, 28 g Fett, 1 g Ballaststoffe

4	Tunfischsteaks (je 175 g)
1	Bund Thymian
	extra natives Olivenöl
	Salz und Pfeffer
	Raukesalat zum Servieren
	Für die Muhammara:
50 g	Walnüsse
25 g	frische Semmelbrösel
2	Knoblauchzehen, zerdrückt
1 EL	Zitronensaft
2 TL	Granatapfelsaft
	Salz und Pfeffer
75 ml	extra natives Olivenöl
1–2 EL	kochendes Wasser

1 Den Tunfisch abspülen und trockentupfen. Mit Hilfe der Thymianzweige die Steaks mit Öl einreiben. Mit Salz und Pfeffer würzen und beiseite stellen.

2 Für die Muhammara Walnüsse, Semmelbrösel, Knoblauch, Zitronensaft, Granatapfelsaft und Salz und Pfeffer in einer Küchenmaschine oder mit einem Mixer zu einer Paste verarbeiten. Nach und nach das Öl unterarbeiten. Wenn die Paste zu dick ist, etwas kochendes Wasser hinzugeben. Nach Geschmack würzen. Die Sauce in eine Schüssel geben, mit Frischhaltefolie abdecken und 30 Minuten stehen lassen.

3 Eine geriffelte Pfanne stark erhitzen (das dauert etwa 3 Minuten), Tunfischsteaks darin von jeder Seite 1–2 Minuten kurz anbraten. Den Fisch auf einen Teller legen, mit Folie abdecken und 3–4 Minuten ruhen lassen. Mit der Muhammara und dem Raukesalat servieren.

Sesamgarnelen mit Pak Choi

Für 4 Personen – Vorbereitung: 5 Minuten, ohne Marinierzeit – Garzeit: 4–5 Minuten
Pro Portion: 165 kcal/690 kJ, 16 g Eiweiß, 9 g Kohlenhydrate, 8 g Fett

600 g	rohe Tigergarnelen, geschält, mit Schwanz
1 TL	Sesamöl
2 EL	milde Sojasauce
1 EL	flüssiger Honig
1 TL	frisch geriebene Ingwerwurzel
1 TL	zerdrückter Knoblauch
1 EL	Zitronensaft
500 g	Pak Choi, längs halbiert
2 EL	Pflanzenöl
	Salz und Pfeffer

1 Garnelen in eine Schüssel legen. Sesamöl, Sojasauce, Honig, Ingwer, Knoblauch und Zitronensaft hinzufügen. Mit Salz und Pfeffer bestreuen.

2 Einen großen Topf Wasser aufkochen. Die Kohlhälften darin 40–50 Sekunden blanchieren. Abtropfen lassen und zugedeckt warm stellen.

3 Das Öl erhitze i. Garnelen mit der Marinade hineingeben und 3–4 Minuten unter Rühren anbraten, bis sie rosa sind.

4 Den Pak Choi auf 4 Teller aufteilen, mit den Garnelen bedecken und mit dem Bratensaft beträufeln.

Mediterranes Fisch-Stew

Für 6 Personen – Vorbereitung: 15 Minuten – Garzeit: 40 Minuten
Pro Portion: 259 kcal/1087 kJ, 33 g Eiweiß, 6 g Kohlenhydrate, 11 g Fett, 1 g Ballaststoffe

3 EL	extra natives Olivenöl
2	Zwiebeln, in Scheiben geschnitten
2	Möhren, in Scheiben geschnitten
3	Selleriestangen, in Scheiben geschnitten
125 g	Pilze
2	Knoblauchzehen, zerdrückt
4	Tomaten, enthäutet und gehackt
300 ml	trockener Weißwein
600 ml	Fischfond oder Gemüsebrühe
	Salz und Pfeffer
750 g	Kabeljau- oder Schellfischfilet, ohne Haut und Gräten
200 g	Muscheln in Salzlake, abgetropft
175	geschälte Garnelen
	gehackte Petersilie zum Garnieren

1 Das Öl in einem großen Topf erhitzen und Zwiebeln, Möhren, Sellerie, Pilze und Knoblauch darin weich garen. Tomaten, Wein und Fond oder Brühe hinzufügen. Mit Salz und Pfeffer würzen und 15 Minuten köcheln lassen.

2 Den Fisch in 5 cm große Würfel schneiden. Fisch zum Stew geben und 15 Minuten mitgaren.

3 Muscheln und Garnelen in den Topf geben und 2–3 Minuten mitköcheln lassen. In vorgewärmten Tellern mit Petersilie bestreut servieren.

Erbsen-Garnelen-Risotto

Für 6 Personen – Vorbereitung: 10 Minuten – Garzeit: 30 Minuten
Pro Portion: 407 kcal/1700 kJ, 14 g Eiweiß, 44 g Kohlenhydrate, 19 g Fett, 6 g Ballaststoffe

500 g	rohe Garnelen
125 g	Butter
1	Zwiebel, fein gehackt
2	Knoblauchzehen, zerdrückt
250 g	Risottoreis
375 g	geschälte Erbsen
125 ml	trockener Weißwein
1,5 l	Gemüsebrühe
4 EL	gehackte Minze
	Salz und Pfeffer

1 Die Garnelen schälen und entdarmen. Köpfe und Schalen waschen, trockentupfen und beiseite stellen.

2 Die Hälfte der Butter schmelzen, Garnelenköpfe und -schalen 3–4 Minuten anbraten. Durch ein Sieb gießen und die Butter wieder in die Pfanne geben.

3 Weitere 25 Gramm Butter zugeben, Zwiebel und Knoblauch darin 5 Minuten weich dünsten. Reis hineingeben und 1 Minute unterrühren. Erbsen und Wein hinzufügen und die Flüssigkeit einkochen lassen.

4 Die Brühe in einem anderen Topf köcheln lassen. Schöpflöffelweise zum Reis geben, dabei ständig rühren, bis die Flüssigkeit absorbiert hat.

5 Die Garnelen in der restlichen Butter 3–4 Minuten unter Rühren anbraten, dann mit der Minze in den Reis rühren. Mit Salz und Pfeffer würzen. Zugedeckt 5 Minuten ruhen lassen. Heiß servieren.

Garnelen-Seeteufel-Ravioli

Für 4 Personen – Vorbereitung: 30 Minuten, ohne Kühlzeit – Garzeit: 12 Minuten
Pro Portion: 425 kcal/1790 kJ, 28 g Eiweiß, 57 g Kohlenhydrate, 14 g Fett, 3 g Ballaststoffe

Für die Paprikabutter:
- ½   rote Paprika, entstielt, entkernt, weiße Trennwände entfernt
- 25 g   fettarmer Aufstrich
- 1 EL   Limonensaft

Für die Pasta:
- 250 g   Pastamehl oder einfaches Mehl
- 1 TL   Salz
- 2   Eier
- 1   Eigelb
- 1 EL   Olivenöl

Für die Füllung:
- 250 g   rohe Garnelen, geschält, entdarmt und fein gehackt
- 250 g   Seeteufelfilet, fein gehackt
- 2 EL   gehackte Petersilie und zusätzlich etwas zum Garnieren
- 1 TL   Limonenschale
- 4 EL   Sahne
- Salz und Pfeffer
- einige Zweige glatte Petersilie zum Garnieren

1   Für die Paprikabutter die Paprika 3–4 Minuten von jeder Seite grillen, bis sie leicht verbrannt ist. Zum Abkühlen in einen Gefrierbeutel legen. Anschließend die Haut abziehen und das Fruchtfleisch in einer Küchenmaschine oder mit einem Mixer zusammen mit dem Aufstrich und dem Limonensaft pürieren. Mit Salz und Pfeffer nach Geschmack würzen.

2   Für den Pastateig Mehl und Salz in eine Schüssel geben. Eier, Eigelb, Öl und etwas Wasser unterarbeiten. Anschließend 5 Minuten kneten, bis ein glatter Teig entsteht. In Folie einwickeln und 30 Minuten kühl stellen.

3   In der Zwischenzeit die Füllung zubereiten. Garnelen, Seeteufel, Petersilie, Limonenschale und Sahne vermengen. Mit Salz und Pfeffer würzen und beiseite stellen.

4   Den Teig achteln. Jede Portion auf einer leicht bemehlten Arbeitsfläche ausrollen. Im Abstand von 2,5 cm jeweils 1 Teelöffel von der Füllung auf ein Teigblatt setzen. Um die Füllung herum etwas Wasser streichen und das Teigblatt mit einem weiteren Teigblatt bedecken. Rund um die Füllung den Teig etwas festdrücken und mit einem Teigrädchen die Ravioli ausradeln. Wiederholen, bis Teig und Füllung verarbeitet sind.

5   Ravioli in einen großen Topf mit kochendem, leicht gesalzenem Wasser geben und 3–4 Minuten gar ziehen lassen. In einem Sieb abtropfen lassen. Zusammen mit der Paprikabutter servieren. Mit der gehackten Petersilie und mit den Petersiliezweigen garnieren.

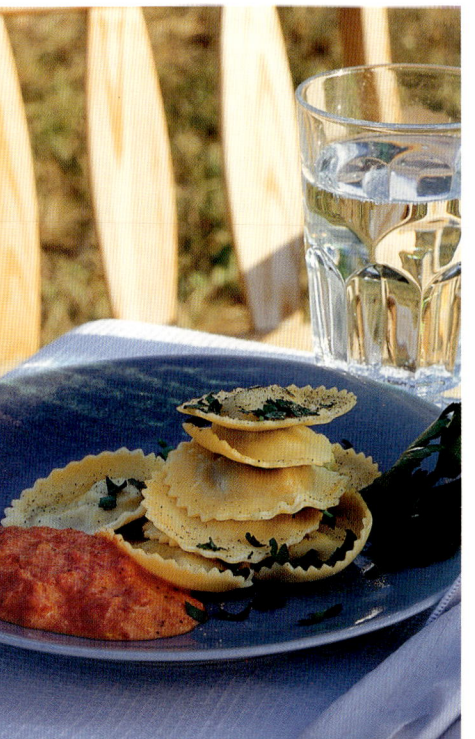

Gebackener Seebarsch mit Fenchel und grünen Oliven

Für 4 Personen – Vorbereitung: 15 Minuten – Garzeit: 35 Minuten

Pro Portion: 556 kcal/2316 kJ, 52 g Eiweiß, 2 g Kohlenhydrate, 36 g Fett, 1 g Ballaststoffe

1,25 kg	Seebarsch, entschuppt und ausgenommen
	einige Rosmarinzweige
2	große Fenchelknollen
4 EL	Zitronensaft
1 EL	Oregano
3 EL	gehackte Petersilie
	Salz und Pfeffer
8	große grüne Oliven, entsteint
150 ml	trockener Weißwein
	Fenchelblättchen zum Garnieren

1 Den Fisch innen und außen gründlich abspülen und mit Küchenpapier trockentupfen. Rosmarinzweige in den Fisch stecken.

2 Fenchel längs halbieren, Strunk entfernen und Fenchel klein schneiden. In kochendem Salzwasser 5 Minuten blanchieren. Abgießen.

3 Öl, Zitronensaft, Oregano, Petersilie und Salz und Pfeffer in eine Schüssel geben und mischen. Den Fenchel unterrühren. Die Mischung in eine große feuerfeste Auflaufform geben. Den Fisch darauf legen und mit der restlichen Flüssigkeit begießen. Die Oliven hineinstecken und das Ganze mit dem Wein begießen.

4 Den Fisch im vorgeheizten Backofen bei 220 °C (Gas Stufe 7) 30 Minuten garen. Den Backofen öffnen, die Fenchelmischung leicht umrühren und etwas von der Flüssigkeit über den Fisch träufeln. Den Ofen ausstellen, den Fisch 5 Minuten im Backofen ruhen lassen. Sofort servieren. Mit den Fenchelblättchen garnieren.

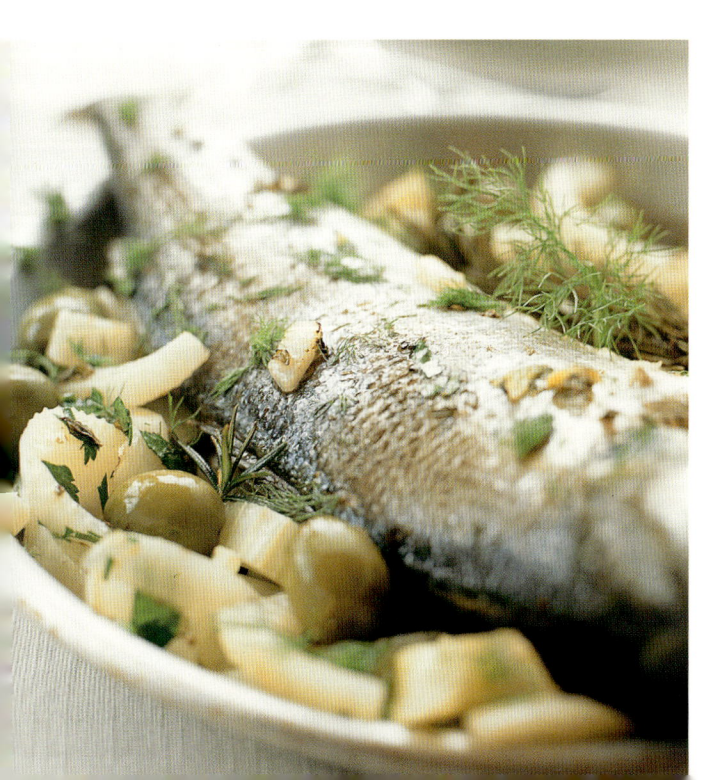

Gegrillter Schwertfisch mit gerösteten Mandeln und Petersilien-Pesto

Für 4 Personen – Vorbereitung: 10 Minuten – Garzeit: 10 Minuten
Pro Portion: 754 kcal/3124 kJ, 43 g Eiweiß, 3 g Kohlenhydrate, 64 g Fett, 5 g Ballaststoffe

125 g	unblanchierte ganze Mandeln
1	Knoblauchzehe, zerdrückt
2 EL	frisch geriebener Parmesankäse
50 g	Petersilie, grob gehackt
200 ml	extra natives Olivenöl
2 EL	Ricottakäse
4	Schwertfischsteaks (je 175 g)
	Olivenöl zum Bestreichen
	Salz und Pfeffer
	Zitronenstücke zum Garnieren

1 Die Mandeln auf ein Backblech legen und unter dem vorgeheizten Grill 2–3 Minuten goldbraun rösten, dabei gelegentlich wenden.

2 Die Hälfte der Mandeln zusammen mit Knoblauch, Parmesan, Petersilie, Olivenöl, Ricotta und Salz und Pfeffer mit einer Küchenmaschine oder im Mixer cremig rühren. Evtl. Reste herunterschaben. Übrige Mandeln grob hacken und in das Pesto rühren.

3 Die Fischsteaks mit Öl einpinseln und unter einem vorgeheizten heißen Grill von jeder Seite 2–3 Minuten garen. Mit Salz und Pfeffer würzen. Die Schwertfischsteaks mit dem Pesto servieren. Mit der Zitrone garnieren.

Muscheln alla Marinara

Für 4 Personen – Vorbereitung: 15 Minuten – Garzeit: 10 Minuten
Pro Portion: 249 kcal/1049 kJ, 27 g Eiweiß, 4 g Kohlenhydrate, 11 g Fett, 1 g Ballaststoffe

2 kg	frische Muscheln
3 EL	Olivenöl
4	Knoblauchzehen, gehackt
150 ml	trockener Weißwein
400 g	gehackte Tomaten aus der Dose
1	kleine frische rote Chili, entkernt und fein gehackt
4 EL	gehackte Petersilie
	Salz und Pfeffer
	knuspriges Brot zum Servieren

1 Die Muscheln abbürsten und den Bart entfernen. Gründlich in Wasser abspülen (mehrmals wechseln) und alle Teile entfernen, die lose sind.

2 Das Öl in einem großen Topf erhitzen und den Knoblauch darin goldbraun rösten. Wein, Tomaten, Chili und die Hälfte der Petersilie hinzufügen und aufkochen lassen. Mit Salz und Pfeffer würzen. Muscheln hinzufügen und den Deckel auf den Topf legen. Kurz aufkochen, bis alle Muscheln sich geöffnet haben. Den Topf ab und an leicht hin und her schwenken. Alle ungeöffneten Muscheln herausnehmen und wegwerfen.

3 Zum Servieren die restliche Petersilie über die Muscheln streuen. Dazu schmeckt knuspriges Brot.

Lachssteaks
in frischer Koriandersauce

Für 4 Personen – Vorbereitung: 10 Minuten – Garzeit: 40 Minuten
Pro Portion: 758 kcal/3136 kJ, 38 g Eiweiß, 4 g Kohlenhydrate, 66 g Fett, 1 g Ballaststoffe

4	**Lachssteaks (je 175–250 g)**
	Meersalz und Pfeffer
125 g	**Butter**
	Butter zum Einfetten
½	**Zwiebel, fein gehackt**
1	**Möhre, in dicke Streifen geschnitten**
1	**Knoblauchzehe, fein gehackt**
1	**Lorbeerblatt**
1	**EL trockener Wermut**
125 ml	**Fischfond**
1	**Bund Koriander, fein gehackt**
125 ml	**Crème double**
1–2 EL	**Zitronensaft**
	Limonenstücke zum Garnieren
	Frisch gekochtes Gemüse, z. B. neue Kartoffeln und französische Bohnen zum Servieren

1 Lachssteaks mit kaltem Wasser abspülen, trockentupfen und mit Salz und Pfeffer würzen.

2 Die Hälfte der Butter in einer kleinen Pfanne schmelzen. Zwiebel und Möhre darin 4–5 Minuten bei schwacher Hitze sautieren. Knoblauch hinzufügen und weitere 2 Minuten garen.

3 Die Zwiebel-Möhren-Mischung in eine flache feuerfeste Auflaufform füllen. Lorbeerblatt hineinlegen und den Fisch in einer Schicht darüber legen. Nach Belieben mit Wermut beträufeln, Fischfond darüber gießen. Mit eingebutterter Alufolie abdecken und im vorgeheizten Backofen bei 190 °C (Gas Stufe 5) 20–25 Minuten garen. Die Garzeit hängt von der Dicke der Steaks ab. Mit der Gabel sollten sie leicht zu zerpflücken sein.

4 Den Fisch auf einen vorgewärmten Servierteller legen und warm halten.

5 Die Kochflüssigkeit in einen sauberen Topf gießen, aufkochen und 1–2 Minuten reduzieren.

6 Die Hälfte der restlichen Butter, Koriander und Sahne hinzufügen und 4–5 bei mittlerer Hitze eindicken lassen. Zitronensaft 1 Minute unterrühren, dann restliche Butter hinzugeben. Evtl. nachwürzen. Die Sauce über den Fisch gießen und mit Limone garnieren. Mit frisch zubereitetem Gemüse servieren.

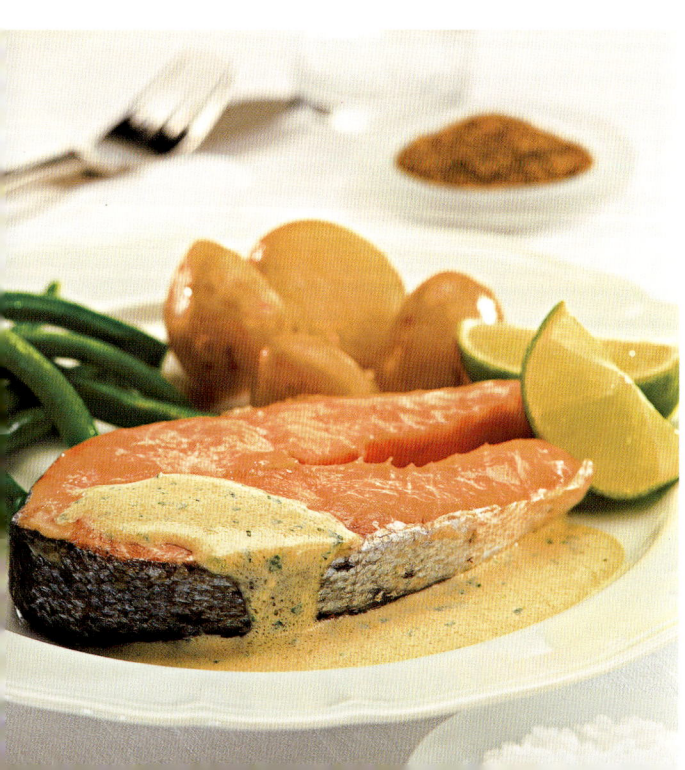

Gegrillte Kabeljausteaks mit Minzepesto

Für 4 Personen – Vorbereitung: 10 Minuten – Garzeit: etwa 8 Minuten
Pro Portion: 223 kcal/929 kJ, 29 g Eiweiß, 1 g Kohlenhydrate, 12 g Fett

4 Kabeljausteaks (je 175 g)
Olivenöl zum Bestreichen
Zitronensaft
Salz und Pfeffer
Limonenstücke zum Garnieren

Für das Minzepesto:
6 EL gehackte Minze
1 EL gehackte Petersilie
1 Knoblauchzehe, gehackt
1 EL geriebener Parmesankäse
1 EL Sahne
1 TL Balsamico-Essig
3 EL extra natives Olivenöl

1 Den Fisch mit Öl bestreichen und mit etwas Zitronensaft beträufeln. Mit Salz und Pfeffer würzen. Unter einem vorgeheizten Grill bei mittlerer Hitze 3–4 Minuten von beiden Seiten goldbraun garen.

2 In der Zwischenzeit alle Pesto-Zutaten mit einer Küchenmaschine oder mit einem Mixer glatt pürieren. Mit Salz und Pfeffer abschmecken und in eine Schüssel füllen.

3 Die Kabeljausteaks mit einem Klecks Pesto und nach Belieben mit grünen Bohnen servieren. Mit der Limone garnieren.

Meeräsche mit Minzesauce

Für 6 Personen – Vorbereitung: 10 Minuten – Garzeit: 2–6 Minuten
Pro Portion: 320 kcal/1329 kJ, 19 g Eiweiß, 6 g Kohlenhydrate, 25 g Fett, 1 g Ballaststoffe

50 g Semmelbrösel
3 EL Weißweinessig
3 EL gehackte Minze
3 EL gehackte Petersilie
1 EL gesalzene Kapern, abgespült
1 Ei, verquirlt
2 TL Zucker
2 TL Anchovispaste oder 2 Anchovisfilets, abgetropft und grob gehackt
150 ml fruchtiges Olivenöl
Salz und Pfeffer
Olivenöl zum Braten
1 kg Meeräsche, gesäubert und entschuppt
gewürztes Mehl zum Bestreuen

Zum Garnieren:
Zitronenstücke
Minzezweige

1 Die Semmelbrösel mit 2 Esslöffeln Essig und etwas Wasser anfeuchten. Einige Minuten stehen lassen, damit sie die Feuchtigkeit aufnehmen können.

2 Die Semmelbrösel in eine Küchenmaschine geben, Minze, Petersilie, Kapern, Ei, Zucker und Anchovis-Paste oder -Filets hinzugeben und pürieren. Bei laufendem Motor nach und nach das Öl unterrühren – wie bei der Zubereitung einer Mayonnaise. Mit Salz und Pfeffer würzen, evtl. restlichen Essig einrühren. Die Sauce sollte schwach grün aussehen und leicht süß-sauer schmecken. In eine Schüssel füllen.

3 Den Fisch leicht mit Mehl bestäuben und 1–3 Minuten auf jeder Seite goldbraun braten. Den Fisch auf einen vorgewärmten Servierteller legen und mit Zitrone und Minze garnieren. Dazu die Sauce servieren.

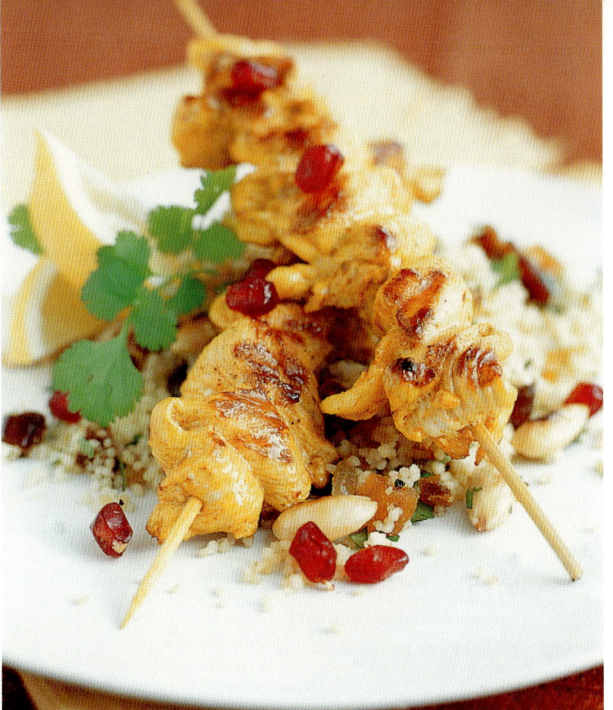

Frucht-Nuss-Couscous mit Geflügelspießen

Für 4 Personen – Vorbereitung: 10 Minuten, ohne Marinierzeit – Garzeit: 20 Minuten
Pro Portion: 534 kcal/2228 kJ, 34 g Eiweiß, 39 g Kohlenhydrate, 28 g Fett, 6 g Ballaststoffe

500 g	Freilandhähnchen-Brustfilet, ohne Haut und in Streifen geschnitten
2 EL	extra natives Olivenöl
2	Knoblauchzehen, zerdrückt
½ TL	Kreuzkümmel (Cumin), Kurkuma und Paprika
2 TL	Zitronensaft
	Für das Couscous:
4 EL	extra natives Olivenöl
1	kleine Zwiebel, fein gehackt
1	Knoblauchzehe, zerdrückt
1 TL	Kreuzkümmel (Cumin), Zimt, Pfeffer und Ingwer
50 g	Datteln, gehackt
50 g	Aprikosen, fein gehackt
50 g	blanchierte Mandeln, geröstet und gehackt
600 ml	Gemüsebrühe
175 g	Couscous
1 EL	Zitronensaft
2 EL	gehackter Koriander Salz und Pfeffer

1 Hähnchenfleisch in eine flache Schüssel legen. Öl, Knoblauch, Gewürze und Zitronensaft zufügen. Umrühren und zugedeckt mindestens 2 Stunden marinieren. Anschließend das Fleisch auf 8 eingeweichte Holzspieße stecken.

2 Für das Couscous die Hälfte des Öls in einem Topf erhitzen und Zwiebel, Knoblauch und Gewürze darin 5 Minuten andünsten. Trockenobst und Mandeln unterrühren und den Topf vom Herd nehmen.

3 In der Zwischenzeit die Brühe über das Couscous gießen, mit einem Küchenhandtuch zudecken und 8–10 Minuten stehen lassen, bis die Flüssigkeit absorbiert ist. Restliches Öl und die Nuss-Frucht-Mischung unterrühren. Zitronensaft und Koriander hinzufügen und mit Salz und Pfeffer würzen.

4 Während das Couscous die Flüssigkeit absorbiert, die Hähnchenspieße unter dem Grill von beiden Seiten 4–5 Minuten garen. Mit dem Couscous servieren.

Penne mit Hähnchenleber

Für 4 Personen – Vorbereitung: 10 Minuten – Garzeit: 10–15 Minuten
Pro Portion: 433 kcal/1826 kJ, 23 g Eiweiß, 60 g Kohlenhydrate, 13 g Fett, 5 g Ballaststoffe

1	gelbe Paprika, entstielt, entkernt, weiße Trennwände entfernt
300 g	Penne
1 EL	Olivenöl
25 g	Butter
1	rote Zwiebel
250 g	Hähnchenleber, gesäubert
1	Rosmarinzweig, gehackt
	Salz und Pfeffer
25 g	geriebener Parmesankäse zum Servieren

1 Die Paprika in einem heißen Backofen oder unter dem Grill mit der Hautseite nach oben rösten, bis die Haut Blasen wirft und schwarz wird. Zum Abkühlen in einen Gefrierbeutel legen, Haut abziehen und Paprika in Streifen schneiden.

2 Penne in leicht gesalzenem Wasser nach Packungsanleitung bissfest kochen.

3 In der Zwischenzeit Öl und Butter in einer großen Bratpfanne erhitzen. Zwiebel und Hähnchenleber darin auf höchster Stufe bräunen – die Leber sollte innen noch leicht rosa sein. Rosmarin, Paprikastreifen und Salz und Pfeffer hinzugeben.

4 Hähnchenleber-Mischung mit den Penne mischen. Sofort mit Parmesan servieren.

Grillhähnchen Sala Thai

Für 4 Personen – Vorbereitung: 15 Minuten, ohne Marinierzeit – Garzeit: 20–30 Minuten
Pro Portion: 243 kcal/1020 kJ, 27 g Eiweiß, 16 g Kohlenhydrate, 8 g Fett

2 EL	zerdrückter Knoblauch
2 EL	gehackte Korianderwurzel
½ TL	Pfeffer
1 TL	Salz
2 EL	dunkle Sojasauce
3 EL	Honig
2 TL	gemahlener Ingwer
1 EL	Austernsauce
8	Hähnchenschlägel, enthäutet und mit der Gabel eingestochen gekochter Reis zum Servieren (nach Belieben)

Zum Garnieren:

½	Chili
2	Frühlingszwiebeln
2 TL	Sesam

1 Knoblauch, Koriander und Pfeffer in einer Küchenmaschine oder mit einem Mixer zu einer Paste pürieren. Alternativ mit einem Stößel zerkleinern.

2 Die Knoblauch-Mischung und restliche Zutaten in eine ofenfeste große Auflaufform geben. Die Hähnchenschlägel hineinlegen und zugedeckt etwa 2 Stunden marinieren.

3 Die Schlägel unter einem vorgeheizten mittelheißen Grill 20–30 Minuten garen, gelegentlich wenden. Nach Belieben mit gekochtem Reis servieren. Mit Chili, Frühlingszwiebeln oder gerösteten Sesamsamen nach Belieben garnieren.

Heißer Thai-Beef-Salat

Für 4 Personen – Vorbereitung: 15 Minuten – Garzeit: 5 Minuten
Pro Portion: 290 kcal/1220 kJ, 29 g Eiweiß, 15 g Kohlenhydrate, 14 g Fett, 4 g Ballaststoffe

2	reife Papayas, entkernt, geschält und in dünne Scheiben geschnitten
½	große Gurke, in Streifen geschnitten
75 g	Bohnensprossen
2	Frühlingszwiebeln, längs in Scheiben geschnitten
1	knackiger Kopfsalat, zerkleinert
2 EL	Pflanzenöl
500 g	Rump- oder Filetsteak, quer zur Faser in Streifen geschnitten
3	Knoblauchzehen, fein gehackt
2	grüne Chilis, fein geschnitten
8 EL	Zitronensaft
1 EL	Thai-Fischsauce (Nam Pla)
2 TL	Zucker

1 Papaya, Gurke, Bohnensprossen, Frühlingszwiebeln und Salat separat auf einem großen Servierteller anrichten. Leicht zudecken und beiseite stellen.

2 Das Öl in einem gusseisernen Wok oder Bratpfanne bei mittlerer Hitze heiß werden lassen, Rindfleisch, Knoblauch und Chilis hineingeben, Hitze erhöhen und 3–4 Minuten unter Rühren anbraten. Das Fleisch sollte schön gebräunt sein. Zitronensaft und Fischsauce hineingeben und Zucker unterrühren.

3 Auf 4 Tellern jeweils ein Bett aus Sprossen und Kopfsalat anrichten. Das Fleisch mit einem Schaumlöffel aus dem Wok nehmen und über den Salat geben. Auf die eine Seite Papaya, auf die andere Gurke legen, Frühlingszwiebeln auf das Fleisch geben. Das Dressing darüber gießen und sofort servieren.

Lamm mit pikanter Sauce

Für 4 Personen – Vorbereitung: 15 Minuten, ohne Marinierzeit – Garzeit: 10–15 Minuten
Pro Portion: 244 kcal/1020 kJ, 29 g Eiweiß, 5 g Kohlenhydrate, 13 g Fett

8	Lammkoteletts, Fett abgeschnitten
8 EL	Worcestersauce
2	Rindfleischbrühwürfel
2 TL	gehackter Rosmarin
1 TL	gemahlener Koriander
125 ml	Wasser
	Salz und Pfeffer
	Rosmarinzweige zum Garnieren
	Zum Servieren:
	gekochter Reis (nach Belieben)
	Zuckererbsen (nach Belieben)

1 Lammkoteletts in eine ofenfeste Auflaufform legen. Worcestersauce in eine Schüssel geben, die Brühwürfel hineinkrümeln und Rosmarin und Koriander unterrühren. Über das Lamm gießen und zugedeckt 3 Stunden marinieren, gelegentlich wenden.

2 Das Fleisch aus der Marinade nehmen und unter einem vorgeheizten heißen Grill 10 Minuten garen bzw. nach Geschmack. Das Fleisch häufiger wenden und mit der Marinade beträufeln, damit es nicht anbrennt.

3 Restliche Marinade in einen Topf geben. Wasser, Salz und Pfeffer hinzufügen. Aufkochen lassen. Die Lammkoteletts auf vorgewärmten Tellern anrichten. Die Sauce darüber gießen und nach Belieben mit gekochtem Reis und Zuckererbsen servieren. Mit Rosmarinzweigen garnieren.

Lamm und Zucchini-Koftas

Für 4 Personen – Vorbereitung: 20 Minuten – Garzeit: je Pfanne 5 Minuten
Pro Portion: 203 kcal/849 kJ, 16 g Eiweiß, 5 g Kohlenhydrate, 14 g Fett

2	Zucchini, fein gerieben
2 EL	Sesamsamen
250 g	Lammgehacktes
2	Frühlingszwiebeln, fein gehackt
1	Knoblauchzehe, zerdrückt
1 EL	gehackte Minze
½ TL	gemischte gemahlene Gewürze
2 EL	Semmelbrösel
1	Ei, leicht verquirlt
	Pflanzenöl zum Braten
	Salz und Pfeffer
	Zitronenstücke zum Garnieren

1 Die Zucchini in ein Sieb geben und soviel Flüssigkeit wie möglich abtropfen lassen. Zucchini in eine Schale geben.

2 Die Sesamsamen ohne Fett in einer gusseisernen Pfanne 1–2 Minuten goldbraun rösten, bis sie duften. Zucchini, Lamm und restliche Zutaten – außer Öl – in die Pfanne geben. Mit Salz und Pfeffer würzen.

3 Aus der Mischung 20 kleine Bälle formen und portionsweise im Öl 5 Minuten braten, gelegentlich wenden. Koftas warm halten, während Sie die restlichen Koftas zubereiten. Heiß servieren und mit Zitrone garnieren.

Fusilli mit dicken Bohnen, Parmaschinken und Minze

Für 4 Personen – Vorbereitung: 10 Minuten – Garzeit: 15 Minuten
Pro Portion: 715 kcal/3000 kJ, 30 g Eiweiß, 87 g Kohlenhydrate, 27 g Fett, 5 g Ballaststoffe

500 g	breite Bohnen
375 g	Fusilli oder eine andere Pasta
4 EL	extra natives Olivenöl
2	Knoblauchzehen, fein gehackt
150 ml	trockener Weißwein
200 ml	Sahne
2 EL	gehackte Minze
	Salz und Pfeffer
4	Scheiben Parmaschinken, in Streifen geschnitten
25 g	frisch geriebener Pecorino- oder Parmesankäse
	frisch geriebener Pecorino- oder Parmesankäse zum Servieren

1 Die Bohnen in einen großen Topf mit leicht gesalzenem Wasser 1 Minute kochen, abgießen und unter fließend kaltem Wasser abschrecken. Vorsichtig die äußere Haut der Bohnen abziehen.

2 Die Pasta in leicht gesalzenem Wasser nach Packungsanleitung bissfest kochen.

3 In der Zwischenzeit das Öl in einer tiefen Bratpfanne erhitzen. Knoblauch darin leicht bräunen. Wein zufügen und aufkochen lassen. Die Flüssigkeit auf 2 Esslöffel reduzieren, dann die Sahne einrühren und Minze und Pfeffer zufügen.

4 Die Pasta in einem Sieb abgießen und zusammen mit dem Käse zur Sauce geben. Etwa 30 Sekunden unter Rühren erwärmen und mit dem extra Käse servieren.

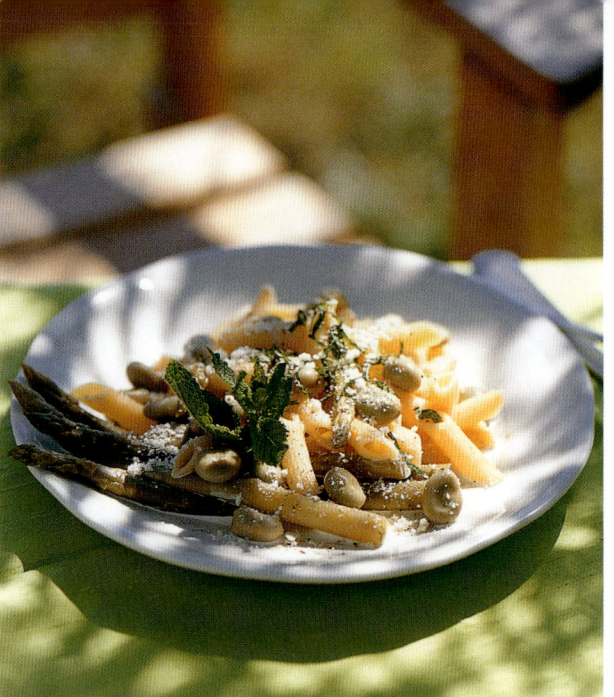

Penne mit dicken Bohnen, Spargel und Minze

Für 4 Personen – Vorbereitung: 10 Minuten – Garzeit: 20 Minuten

Pro Portion: 464 kcal/1950 kJ, 22 g Eiweiß, 64 g Kohlenhydrate, 15 g Fett, 6 g Ballaststoffe

300 g	**Penne**
500 g	**Spargel, untere Enden abge-schnitten, geschält und in 5 cm lange Stücke geschnitten**
2 EL	**Olivenöl (nach Belieben)**
250 g	**dicke Bohnen oder Erbsen**
75 ml	**halbfette Crème fraîche**
	Salz und Pfeffer
50 g	**geriebener Parmesankäse**
4 EL	**gehackte Minze**
	geriebener Parmesankäse und gehackte Minze zum Garnieren

1 Die Pasta in leicht gesalzenem Wasser nach Packungs-anleitung bissfest garen.

2 In der Zwischenzeit den Spargel 10–12 Minuten dämp-fen. Alternativ den Spargel auf ein Backblech legen, mit Olivenöl bestreichen und unter einem vorgeheizten Grill 8 Minuten garen, wenden, wenn die Stücke braun sind.

3 Die dicken Bohnen oder Erbsen in leicht gesalzenem Wasser 2 Minuten garen.

4 Die Pasta abgießen. Crème fraîche in den leeren Pasta-Topf geben. Bohnen oder Erbsen, Spargel und Parme-san hinzufügen. Leicht erwärmen und mit Salz und Pfeffer würzen. Die Pasta wieder in den Topf geben, Minze hinzugeben und alle Zutaten miteinander ver-mengen. Sofort servieren, mit Parmesan und Minze garnieren.

Fettucine mit Sommergemüse

Für 4 Personen – Vorbereitung: 10 Minuten – Garzeit: 17–23 Minuten

Pro Portion: 466 kcal/1975 kJ, 23 g Eiweiß, 81 g Kohlenhydrate, 8 g Fett, 7 g Ballaststoffe

250 g	Spargel, untere Enden abgeschnitten, geschält und in 5 cm große Stücke geschnitten
125 g	Zuckererbsen, Enden abgeschnitten und entfädelt
400 g	Fettucine oder Pappardelle
200 g	Babyzucchini
150 g	junge Champignons
1 EL	Olivenöl
1	kleine Zwiebel, fein gehackt
1	Knoblauchzehe, fein gehackt
4 EL	Zitronensaft
2 TL	gehackter Estragon
2 TL	gehackte Petersilie
100 g	geräucherter Mozzarellakäse, gewürfelt
	Salz und Pfeffer
	Knoblauchbrot zum Servieren

1 Einen Topf Wasser zum Kochen bringen. Spargel und Zuckererbsen darin 3–4 Minuten kochen, abgießen und mit kaltem Wasser abschrecken. Gut abtropfen lassen und beiseite stellen.

2 Fettucine oder Pappardelle in einem großen Topf Salzwasser 8–10 Minuten oder nach Packungsanleitung garen.

3 In der Zwischenzeit Zucchini längs halbieren und die Pilze einmal durchschneiden. Öl in einer großen Bratpfanne erhitzen, Zwiebel und Knoblauch darin 2–3 Minuten andünsten. Zucchini und Pilze zufügen und unter Rühren 3–4 Minuten anbraten. Spargel und Zuckererbsen in die Pfanne geben und 1–2 Minuten mitdünsten. Zitronensaft, Estragon und Petersilie untermengen.

4 Die Pasta abgießen und in den Topf geben. Die Gemüsemischung dazugeben, Mozzarella untermengen und würzen. Leicht vermischen. Sofort mit dem Knoblauchbrot servieren.

Rote-Bete-Risotto

Für 4 Personen – Vorbereitung: 5–10 Minuten – Garzeit: 23–24 Minuten

Pro Portion: 770 kcal/3244 kJ, 12 g Eiweiß, 118 g Kohlenhydrate, 31 g Fett, 5 g Ballaststoffe

1 EL	Olivenöl
15 g	Butter
1 TL	zerdrückte Koriandersamen
4	Frühlingszwiebeln, dünn geschnitten
400 g	frisch gekochte rote Bete, in 1 cm große Würfel geschnitten
500 g	Risotto-Reis
1,5 l	heiße Gemüsebrühe
200 g	Frischkäse
4 EL	fein gehackter Dill
	Salz und Pfeffer
	Zum Garnieren nach Belieben:
	Dillzweige

1 Öl und Butter in einem gusseisernen Topf (Durchmesser 25 cm) erhitzen. Koriander und Frühlingszwiebeln darin unter Rühren 1 Minute erhitzen.

2 Rote Bete und Reis hinzufügen. Unter Rühren 2–3 Minuten erhitzen. Schöpflöffelweise die heiße Brühe hinzugießen, immer wieder umrühren, bis die Flüssigkeit vollständig absorbiert ist. Das dauert etwa 20 Minuten, dann sollte der Reis gar sein, aber noch leichten Biss haben.

3 Frischkäse und Dill einrühren und nach Geschmack würzen. Sofort servieren, nach Belieben mit Dill garnieren.

Tagliatelle mit Rauke und Cherrytomaten-Sauce

Für 4 Personen – Vorbereitung: 10 Minuten – Garzeit: 8–12 Minuten

Pro Portion: 540 kcal/2256 kJ, 17 g Eiweiß, 95 g Kohlenhydrate, 10 g Fett, 3 g Ballaststoffe

500 g	grüne Tagliatelle
3 EL	Olivenöl
2	Knoblauchzehen, fein gehackt
500 g	sehr reife Cherrytomaten, halbiert
1 EL	Balsamico-Essig
175 g	Rauke (Rucola)
	Salz und Pfeffer
	gehobelter Parmesankäse
	zum Servieren

1 Gut 2 Liter Wasser in einem Topf aufkochen. Etwas Salz ins Wasser geben. Die Pasta darin 8–12 Minuten oder nach Packungsanleitung bissfest garen.

2 In der Zwischenzeit Öl in einer Bratpfanne erhitzen. Knoblauch darin 1 Minute bräunen. Tomaten zufügen und 1 weitere Minute erhitzen. Die Tomaten sollten gerade heiß sein.

3 Die Tomaten mit Balsamico beträufeln, etwas einziehen lassen, dann den Raukesalat untermengen. Vorsichtig alles mischen und erhitzen, so dass die Rauke gerade zu welken beginnt. Mit Salz und Pfeffer würzen und mit den Tagliatelle vermengen. Mit Parmesan bestreuen und sofort servieren.

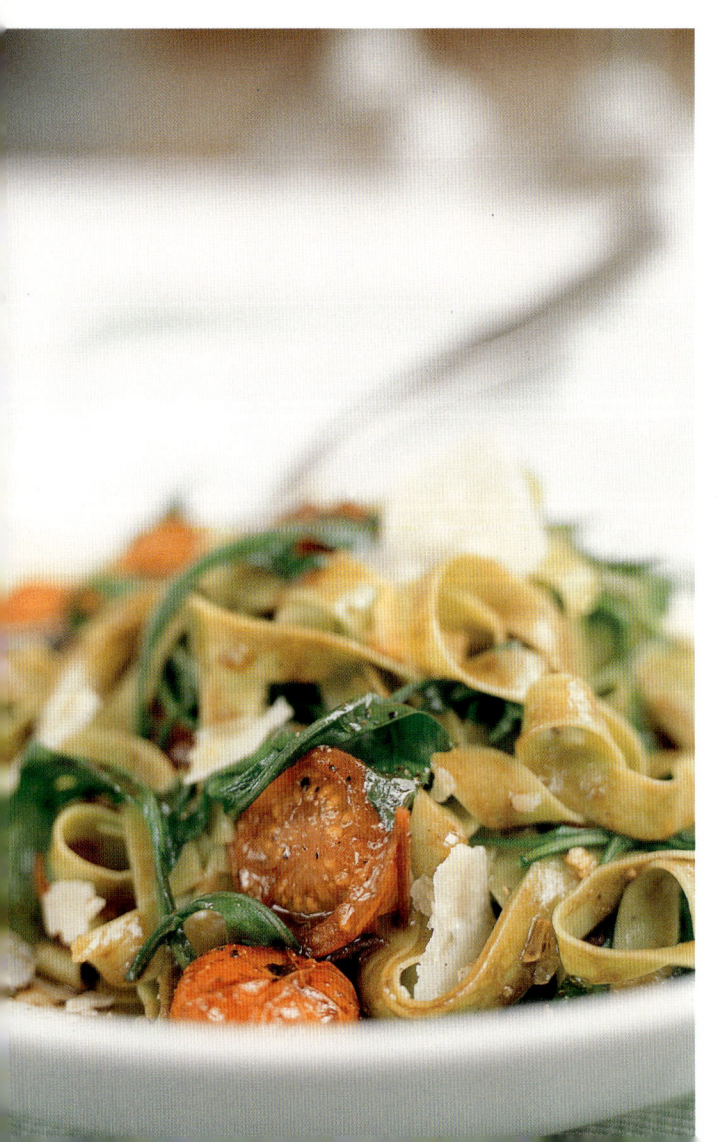

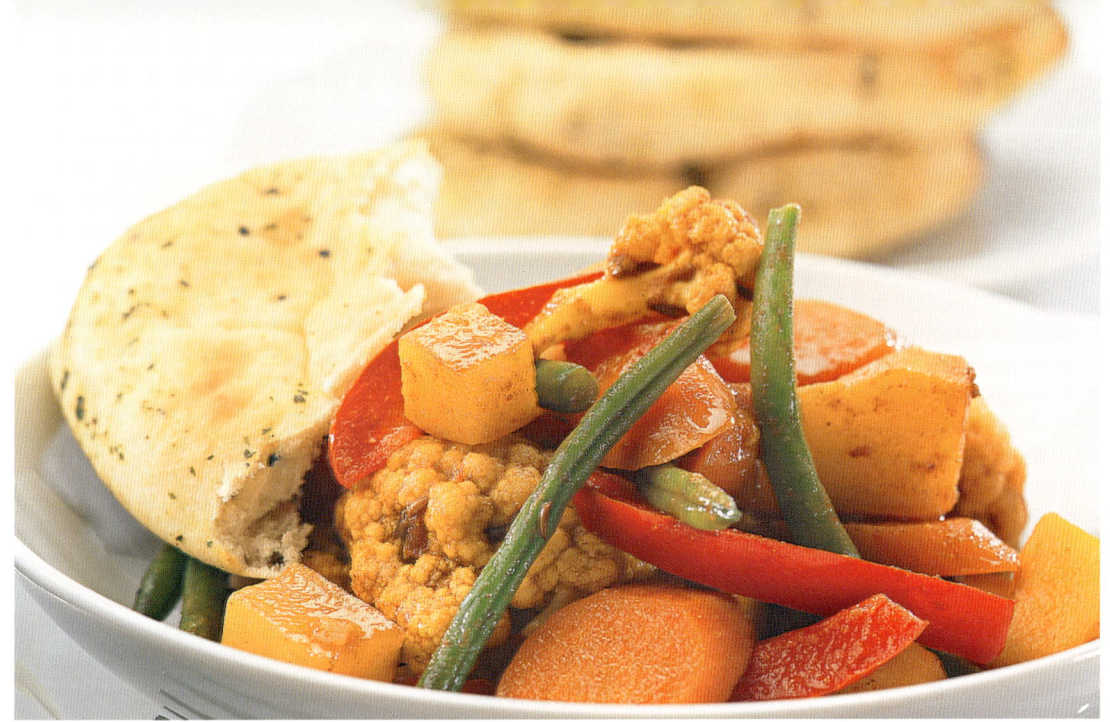

Gemischtes Gemüsecurry

Für 4 Personen als Hauptgericht, für 6 als Beilage – Vorbereitung: 15 Minuten – Garzeit: 20–25 Minuten

Pro Portion: 133 kcal/550 kJ, 3 g Eiweiß, 11 g Kohlenhydrate, 9 g Fett, 4 g Ballaststoffe

2–3 EL	Pflanzenöl
1	kleine Zwiebel, gehackt oder
	2 TL Kreuzkümmelsamen
500 g	gemischtes Gemüse, z. B. Kartoffeln, Möhren, Rübe, Erbsen, franzo- sische Bohnen, Blumenkohl, in Stücke geschnitten oder in Röschen geteilt (Bohnen können ganz bleiben)
1 TL	Chilipulver
2 TL	gemahlener Koriander
½ TL	gemahlener Kurkuma
	Salz
2–3	Tomaten, enthäutet und gehackt oder Saft von 1 Zitrone
300 ml	Wasser (nach Belieben)
	Naan, Chapatti oder Basmati-Reis zum Servieren

1 Das Öl in einem gusseisernen Topf erhitzen. Die Zwiebel darin unter Rühren bei mittlerer Hitze bräunen. Alternativ die Kreuzkümmelsamen rösten, bis sie platzen. Das Gemüse hinzugeben und Chili, Koriander, Kurkuma und Salz unterrühren. 2–3 Minuten braten.

2 Tomaten oder Zitronensaft hinzufügen. Gut durchrühren und nur wenig Wasser hinzufügen, wenn Sie ein trockenes Curry bevorzugen. Zugedeckt bei schwacher Hitze 10–12 Minuten köcheln lassen, bis das Curry trocken ist. Wenn Sie ein feuchteres Curry bevorzugen, 300 Milliliter Wasser hinzufügen und 5–6 Minuten köcheln lassen, bis das Gemüse gar ist.

3 Als Hauptgericht mit Naan, Chappati oder Reis servieren.

Gemüse-Tagine

Für 4 Personen – Vorbereitung: 15 Minuten – Garzeit: 45 Minuten
Pro Portion: 109 kcal/459 kJ, 4 g Eiweiß, 15 g Kohlenhydrate, 4 g Fett, 8 g Ballaststoffe

1 EL	natives Olivenöl
1	rote Zwiebel, in Stücke geschnitten
2	Knoblauchzehen, zerdrückt
3	Selleriestangen, in Scheiben geschnitten
3	Möhren, in dünne Scheiben geschnitten
2 TL	Harissa (siehe unten)
625 g	kleine Auberginen, gehackt
2	große geschmackvolle Tomaten, gehackt
250 ml	Wasser
125 g	kleine Okra, gesäubert
	Salz
	gehackte Korianderblätter zum Garnieren

1 Das Öl in einem Topf erhitzen. Zwiebel, Knoblauch, Sellerie und Möhren hinzufügen und leicht bräunen. Harissa zufügen und etwa 1 Minute unter Rühren erhitzen.

2 Auberginen, Tomaten und Wasser in den Topf geben. Aufkochen lassen, anschließend zugedeckt etwa 25 Minuten köcheln lassen.

3 Okra in die Pfanne geben und 15-20 Minuten mitgaren, bis die Okra weich sind.

4 Evtl. zum Schluss den Deckel abnehmen, damit die Sauce weiter eindickt. Mit Salz abschmecken. Mit Koriander servieren.

Harissa

Für 4 Personen – Vorbereitung: 20 Minuten – Garzeit: 40 Minuten
Pro Portion: 180 kcal/747 kJ, 4 g Eiweiß, 15 g Kohlenhydrate, 13 g Fett, 3 g Ballaststoffe

2	rote Paprika, geröstet und enthäutet (siehe Seite 88)
25 g	frische rote Chilis, gehackt, Samen beiseite gestellt
1–2	Knoblauchzehen, zerdrückt
½ TL	Koriandersamen, geröstete
2 TL	Kümmelsamen
	Olivenöl
	Salz

1 Paprika, Chilis und Chilisamen, Knoblauch, Koriander und Kümmel sowie 1 Prise Salz in einer Küchenmaschine oder mit einem Mixer pürieren. Ausreichend Öl hinzufügen, so dass eine dicke Paste entsteht.

2 Harissa in einen Rührbecher geben, etwas Öl darüber geben. Mit einem Deckel fest verschließen und bis zum Verzehr in den Kühlschrank stellen.

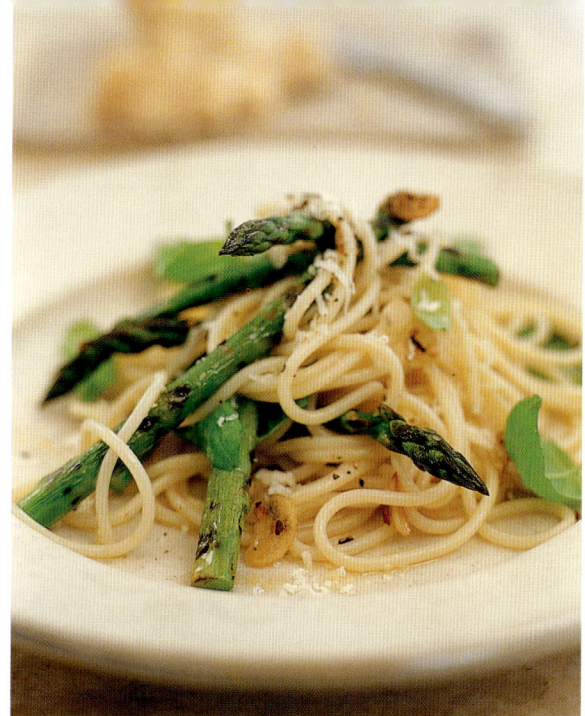

Spargel mit Zitrone, Basilikum und Spaghetti

Für 4 Personen – Vorbereitung: 10 Minuten – Garzeit: 15 Minuten

Pro Portion: 464 kcal/1959 kJ, 18 g Eiweiß, 73 g Kohlenhydrate, 13 g Fett, 7 g Ballaststoffe

500 g	dünner Spargel, untere Enden abgeschnitten und geschält
3–4 EL	extra natives Olivenöl
	Saft von 1 Zitrone
	Salz und Pfeffer
375 g	Spaghetti
2	Knoblauchzehen, grob gehackt
½ TL	getrocknete Chiliflocken
25 g	Basilikumblätter
25 g	frisch geriebener Parmesankäse
	frisch geriebener Parmesan zum Servieren

1 Den Spargel mit wenig Öl bestreichen und gar grillen. Mit etwas Öl und der Hälfte des Zitronensafts beträufeln und mit Salz und Pfeffer bestreuen. Beiseite stellen.

2 Die Pasta in leicht gesalzenem Wasser nach Packungsanleitung bissfest garen.

3 Kurz bevor die Spaghetti gar sind, restliches Öl in einer großen Bratpfanne erhitzen und den Knoblauch in etwas Salz 3–4 Minuten sautieren. Chiliflocken und Spargel zugeben und erhitzen.

4 Die Pasta abgießen, 4 Esslöffel von der Kochflüssigkeit auffangen. Zusammen mit dem Basilikum in die Pfanne geben. Restlichen Zitronensaft, Pfeffer und Parmesan untermengen. Sofort mit Parmesan servieren.

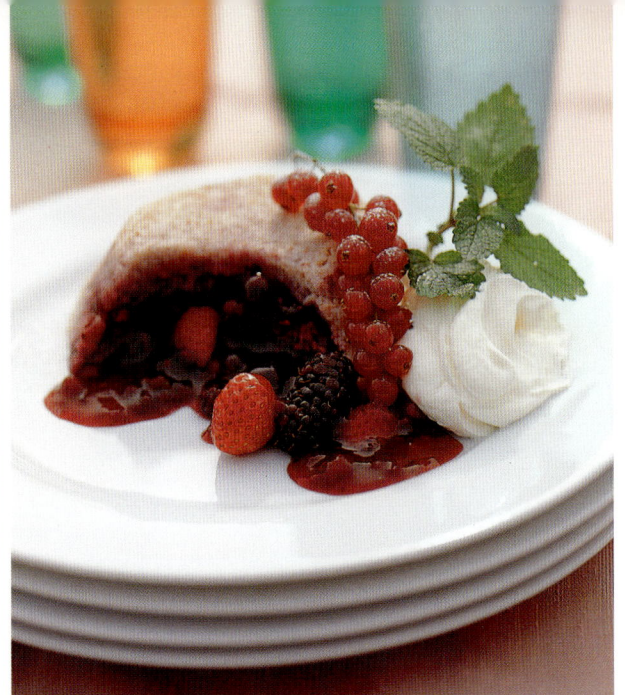

Sommerpudding

Für 8 Personen – Vorbereitung: 30 Minuten, ohne Einweich- und Kühlzeit – Garzeit: 15 Minuten
Pro Portion: 116 kcal/494 kJ, 4 g Eiweiß, 25 g Kohlenhydrate, 1 g Fett, 8 g Ballaststoffe

500 g	**gemischte Blaubeeren und schwarze Johannisbeeren**
3 EL	**flüssiger Honig**
125 g	**Himbeeren**
125 g	**Erdbeeren**
8	**Scheiben Vollkornbrot, die Rinden abgeschnitten**
	fettarmer Naturjoghurt zum Servieren

Zur Dekoration:
rote Johannisbeeren
Minzezweige

1 Die Blaubeeren, schwarzen Johannisbeeren und den Honig in einem gusseisernen Topf bei schwacher Hitze 10–15 Minuten unter gelegentlichem Umrühren dünsten. Himbeeren und Erdbeeren zufügen und abkühlen lassen. Die Früchte durch ein Sieb gießen, die Saft dabei auffangen.

2 Aus dem Brot 3 Kreise ausschneiden, um den Boden, die Mitte und den Deckel einer 900-Milliliter-Form damit zu belegen. Das restliche Brot für die Seiten verwenden. Das Brot im Fruchtsaft einweichen.

3 Den Boden der Puddingform mit dem kleinsten Kreis auslegen, dann die Seiten auslegen. Die Hälfte der Früchte in die Form geben, mit dem mittelgroßen Kreis bedecken, die restlichen Früchte darüber verteilen und das Ganze mit dem größten Kreis bedecken. Überstehendes Brot über die Form klappen.

4 Mit einer Untertasse abdecken und ein 500 Gramm schweres Gewicht darauf legen. Über Nacht in den Kühlschrank stellen. Auf eine Servierplatte kippen und restlichen Fruchtsaft darüber geben. Mit Joghurt servieren. Mit den roten Johannisbeeren und der Minze dekorieren.

Pfirsichgranita

Für 4 Personen – Vorbereitung: 15 Minuten, ohne Gefrierzeit – Garzeit: 6 Minuten
Pro Portion: 75 kcal/318 kJ, 3 g Eiweiß, 11 g Kohlenhydrate, 2 g Ballaststoffe

375 g reife Pfirsiche
150 ml trockener Weißwein
150 ml Orangensaft
2 Eiweiß
rote Johannisbeeren zum Garnieren

1 Pfirsiche enthäuten, halbieren, entkernen und in kleine Stücke schneiden.

2 Pfirsichfleisch zusammen mit dem Weißwein und dem Orangensaft in einen Topf geben. 5 Minuten köcheln lassen, anschließend in einer Küchenmaschine oder mit einem Mixer fein pürieren. Abkühlen lassen. Die Mischung in einen Gefrierbehälter füllen. Die Granita anfrieren lassen, dann in eine Schüssel geben und auseinander brechen.

3 Das Eiweiß steif schlagen. Die Granitastücke wieder in den Gefrierbehälter füllen, das Eiweiß dazwischen streichen und wieder in den Gefrierschrank stellen, 3–4 Stunden fest werden lassen. Nach Belieben mit roten Johannisbeeren servieren.

Feigen-Honig-Topf

Für 4 Personen – Vorbereitung: 10 Minuten, ohne Kühlzeit
Pro Portion: 284 kcal/1193 kJ, 10 g Eiweiß, 30 g Kohlenhydrate, 6 g Fett, 2 g Ballaststoffe

6 frische Feigen, dünn geschnitten
450 ml griechischer Joghurt
4 EL flüssiger Honig
2 EL gehackte Pistazien
2 frische Feigen, in Stücke geschnitten
zum Dekorieren (nach Belieben)

1 Die Feigenscheiben in vier Dessertschalen verteilen. Den Joghurt darüber geben und 10–15 Minuten kühl stellen.

2 Kurz vor dem Servieren 1 Esslöffel Honig über den Joghurt geben und mit Pistazien bestreuen. Nach Belieben mit Feigenstückchen und Zitrone dekorieren.

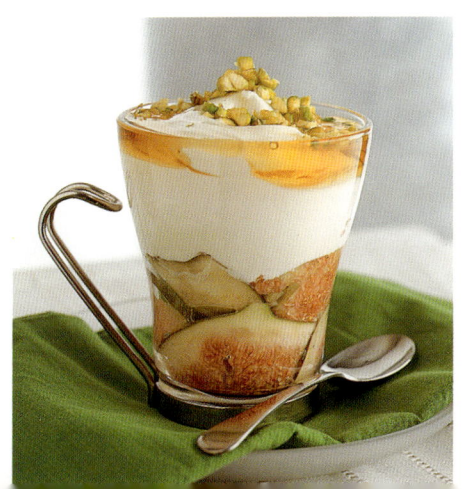

Birnentarte

Für 6 Personen – Vorbereitung: 30 Minuten, ohne Kühlzeit – Backzeit: 40–50 Minuten
Pro Portion: 319 kcal/1340 kJ, 5 g Eiweiß, 46 g Kohlenhydrate, 14 g Fett, 3 g Ballaststoffe

Für den Teig:
100 g Mehl, gesiebt
100 g Vollkornmehl
100 g Sonnenblumenmargarine
2–2 ½ EL kaltes Wasser

Für die Füllung:
2 EL Himbeermarmelade (nach Belieben)
2 TL Vanillepuddingpulver
½–1 EL feiner Zucker
150 ml entrahmte Milch
425 g Birnenhälften im Saft aus der Dose,
abgetropft
1 EL warmer flüssiger Honig
zum Glasieren
rote Johannisbeeren
zum Dekorieren

1 Für den Teig beide Mehlsorten in eine Rührschüssel geben. Die Margarine unterarbeiten, bis der Teig streuselartig ist. Wasser zufügen und die Zutaten zu einem glatten Teig verkneten. ⅔ des Teigs zu einem Kreis (18 cm Durchmesser) ausrollen und in eine Springform legen. 10–15 Minuten in den Kühlschrank stellen.

2 Den Teig mehrmals mit einer Gabel einstechen und im vorgeheizten Backofen bei 200 °C (Gas Stufe 6) 10 Minuten blindbacken. Abkühlen lassen und dann nach Belieben die Marmelade auf dem Teigboden verstreichen.

3 Für den Vanillepudding das Pulver mit dem Zucker und 1 Esslöffel Milch anrühren. Restliche Milch in einem Topf zum Kochen bringen, Pulver unterrühren und aufkochen lassen. Den Pudding auf die Marmelade streichen, mit den Birnenhälften belegen.

4 Das restliche Teigdrittel ausrollen und den Springformrand damit auskleiden. Die überstehenden Kanten leicht befeuchten. Im Backofen 30–40 Minuten bei gleicher Temperatureinstellung backen.

5 Springformrand lösen und die Tarte mit dem warmen Honig bestreichen. Mit roten Johannisbeeren garnieren und sofort servieren.

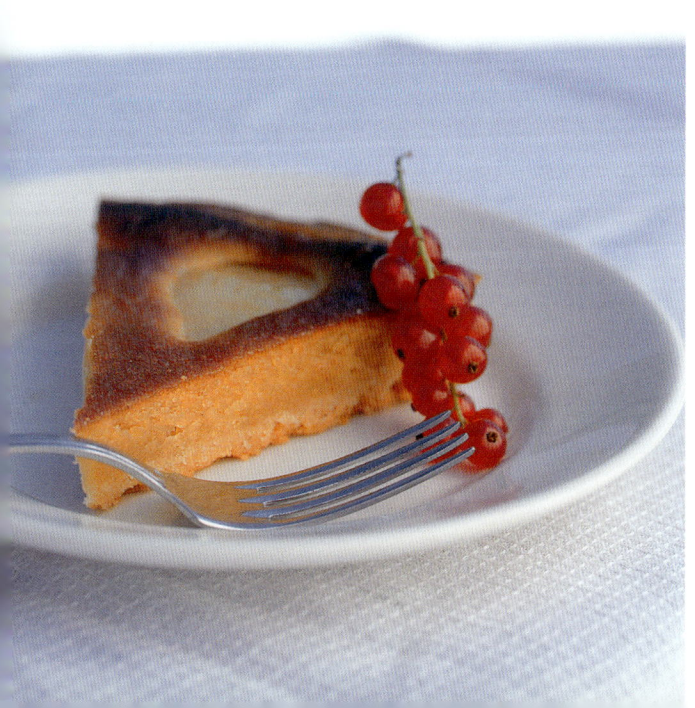

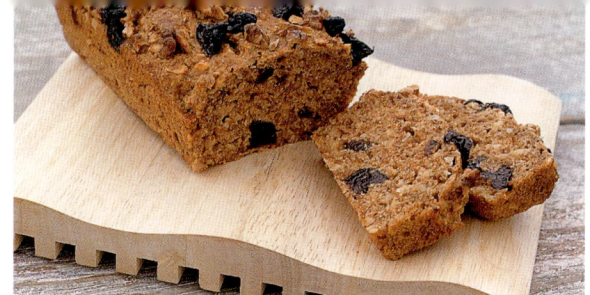

Dattel-Walnuss-Brot

Ergibt 1 Pfund Brot – Vorbereitung: 15 Minuten, ohne Ruhezeit – Backzeit: 55–60 Minuten
Pro Scheibe: 218 kcal/920 kJ, 7 g Eiweiß, 37 g Kohlenhydrate, 6 g Fett, 8 g Ballaststoffe

125 g	**Frühstückskleie**
75 g	**brauner Zucker**
125 g	**Datteln, gehackt (einige Stückchen für die Dekoration beiseite legen)**
50 g	**Walnüsse, gehackt (einige Stückchen für die Dekoration beiseite legen)**
300 ml	**Milch**
125 g	**Vollkornmehl**
2 TL	**Backpulver**

1 Kleie, Zucker, Datteln, Walnüsse und Milch in ein Rührgefäß geben. Gut durchrühren und 1 Stunde ruhen lassen. Mehl und Backpulver hinzufügen und gut vermengen.

2 Die Mischung in eine ausgelegte und eingefettete Brotform füllen und restliche Datteln und Walnüsse darauf verteilen. Im vorgeheizten Backofen bei 180 °C (Gas Stufe 4) 55–60 Minuten backen. Abkühlen lassen.

Frucht-Nuss-Krümel

Für 6 Personen – Vorbereitung: 15 Minuten, ohne Einweichzeit – Backzeit: 35–50 Minuten
Pro Portion: 394 kcal/1663 kJ, 6 g Eiweiß, 67 g Kohlenhydrate, 13 g Fett, 15 g Ballaststoffe

175 g	**getrocknete Aprikosen**
125 g	**getrocknete entsteinte Backpflaumen**
125 g	**getrocknete Feigen**
50 g	**getrocknete Äpfel**
600 ml	**Apfelsaft**
100 g	**Vollkornmehl**
50 g	**Margarine**
50 g	**Muscovado- oder brauner Zucker**
50 g	**Haselnüsse, gehackt**
	fettarmer Naturjoghurt zum Servieren (nach Belieben)
	Rosmarinzweige zum Garnieren.

1 Das Trockenobst mit dem Saft in eine Schüssel geben und über Nacht einweichen. In einem Topf 10–15 Minuten weich dünsten. In eine ofenfeste Auflaufform füllen.

2 Das Mehl in eine Schüssel sieben und die Margarine unterarbeiten, bis die Mischung Streuseln ähnelt. Bis auf einen kleinen Rest den Zucker untermengen, Haselnüsse unterarbeiten. Die Masse über die Früchte in der Auflaufform krümeln.

3 Im vorgeheizten Backofen bei 200 °C (Gas Stufe 6) 25–30 Minuten backen. Nach Belieben mit Joghurt servieren. Mit dem restlichen Zucker und den Rosmarinzweigen garnieren.

Glossar

AUSLÖSENDE FAKTOREN: Bestimmte Nahrungsmittel, Stress, Pillenabbruch – all das kann PMS-Symptome auslösen.

CORPUS LUTEUM: Nachdem ein Follikel zum Zeitpunkt des Eisprungs eine Eizelle freigegeben hat, wird der leere Follikel zum Corpus luteum (Gelbkörper). Der Gelbkörper gibt Hormone ab, die den Körper auf eine mögliche Schwangerschaft vorbereiten.

EIERSTÖCKE: Organe des Fortpflanzungssystems, die Eizellen produzieren. Die Eierstöcke produzieren auch die weiblichen Hormone Östrogen und Progesteron, die den Menstruationszyklus steuern.

EISPRUNG: Die Freisetzung einer reifen Eizelle.

ENDOMETRIUM: Die Schleimhaut der Gebärmutter, die ein befruchtetes Ei empfangen kann. Wenn keine Befruchtung stattfindet, wird das Endometrium abgestoßen und verlässt mit der Periode den Körper.

FOLLIKEL: Ein Bläschen in den Eierstöcken, das eine Eizelle ent-

hält. Jeder Follikel umschließt eine Eizelle, die bis zum Eisprung heranreift.

FOLLIKULÄRE PHASE: Die Tage sechs bis 14 des Menstruationszyklus, in denen eine Eizelle heranreift. In dieser Phase wächst auch die Gebärmutterschleimhaut.

FREIE RADIKALE: Moleküle, die im Körper gebildet werden und das Immunsystem beeinträchtigen. Die freien Radikale entstehen u. a. als Reaktion auf Umweltverschmutzung und Lebensmittelzusatzstoffe.

FSH: Das follikelstimulierende Hormon FSH wird von der Hirnanhangdrüse (auch Hypophyse) freigesetzt. Es regt das Wachstum der Eizelle in den Eierstöcken an.

HIRNANHANGDRÜSE: Eine Drüse des Gehirns, die mit dem Hypothalamus zusammen den Menstruationszyklus steuert.

HORMONE: Botenstoffe, die quasi im Blutstrom umherreisen. Sie wirken auf Zellen und Gewebe und „sagen, was zu tun ist". Jedes Hormon ist für eine bestimmte Zelle oder für bestimmtes Gewebe zuständig.

HYPOTHALAMUS: Drüse des Gehirns. Der Hypothalamus steuert viele automatisch ablaufende Körperfunktionen. Er steuert den Menstruationszyklus, indem er Hormone ins Blut entlässt.

HYPOPHYSE: siehe Hirnanhangdrüse

LH: Luteinisierungshormon. Ein von der Hirnanhangdrüse produziertes Hormon, welches einen in den Eierstöcken befindlichen Follikel anregt, eine Eizelle freizusetzen.

LUTEALPHASE: Die Tag 15 bis 28 des Menstruationszyklus. In dieser Phase entwickeln sich die PMS-Symptome. Die Schleimhaut der Gebärmutter verdickt sich. Wenn keine Befruchtung erfolgt, wird sie abgestoßen.

MENSTRUATIONSZYKLUS: Die Zeitspanne vom ersten Tag der Monatsblutung bis zum ersten Tag der nächsten Monatsblutung. Im Allgemeinen dauert ein Zyklus zwischen 24 und 40 Tagen.

MENSTRUATIONSBEDINGTE VERSCHLIMMERUNG: Die Verschlimmerung bereits bestehender Krankheiten und deren Symptome in der zweiten Hälfte des Menstruationszyklus.

ÖSTROGEN: Eines der weiblichen Fortpflanzungshormone, das von den Eierstöcken produziert wird. Es regelt u. a. auch den Menstruationszyklus.

PMDS: Prämenstruelle dysphorische Störung. Eine Störung, die PMS ähnelt, allerdings sind die Symptome meist psychischer Art. Ob es sich bei PMDS um eine schwerere Form von PMS oder um eine eigene Form der Erkrankung handelt, darüber scheiden sich die Geister.

PMS: Prämenstruelles Syndrom. Körperliche und psychische Symptome, die viele Frauen in der zweiten Hälfte ihres Menstruationszyklus bzw. kurz vor der Periode empfinden.

PROGESTERON: Eines der weiblichen Hormone, das neben Östrogen den Menstruationszyklus steuert und den Weg für eine Schwangerschaft ebnet.

PROGESTOGEN: Eine künstlich hergestellte Form des Progesterons. Es steckt in der Anti-Baby-Pille und in Hormon-Substitution-Präparaten.

SEROTONIN: Ein Botenstoff, der die Stimmungslage steuert. Ein niedriger Serotoninwert wird mit Gelüsten auf stärkehaltige Nahrungsmittel, Schlafstörungen, Depressionen und Stimmungsschwankungen assoziiert.

SSRI: Selektive Serotonin-Wiederaufnahmehemmer. Medikamente, die den Serotoninwert ansteigen lassen. Das beste Mittel ist Fluoxetin.

UTERUS: Gebärmutter.

VITAMIN C, E UND BETA-KAROTIN: Beta-Karotin wird vom Körper in Vitamin A umgewandelt. Zusammen mit den Vitaminen C und E unterstützt es den Körper im Kampf gegen die freien Radikale. Das sind Moleküle, die Körperzellen angreifen.

Sachregister

Rezeptregister

Bildnachweis

Hinweis

Dieses Buch sollte nicht als Ersatz für eine professionelle medizinische Behandlung betrachtet werden. Bei allen gesundheitlichen Angelegenheiten, besonders hinsichtlich Schwangerschaft und Symptomen, die eine ärztliche Diagnose oder ärztliche Versorgung erfordern, sollte ein Arzt konsultiert werden. Obwohl Autor und Verlag die in diesem Buch gemachten Ratschläge und Informationen für korrekt halten, können sie keine Verantwortung für Schäden oder Erkrankungen übernehmen, die bei der Befolgung der Behandlungen und des Ernährungsplans davongetragen wurden.